dr. med. ulrich
strunz

das schlaf gut buch

Impressum

4. Auflage
Originalausgabe

in der Penguin Random House Verlagsgruppe, Neumarkter Str. 28, 81673 München
www.heyne.de

Redaktion: Ernst Dahlke
Bildredaktion: Tanja Zielezniak
Coverdesign: Eisele Grafik-Design, München
Layout/Satz: Buch-Werkstatt GmbH, Bad Aibling/Kim Winzen
Grafiken: Buch-Werkstatt GmbH, Bad Aibling/Kim Winzen
Gesamtherstellung: Pixartprinting, Lavis

Printed in Italy

MIX Papier | Fördert gute Waldnutzung FSC® C147178

Penguin Random House Verlagsgruppe FSC®-N001967

ISBN: 978-3-453-20283-2

Danksagung

Mein besonderer Dank gilt Anne Jacoby sowie Dr. Kristina Jacoby für ihre großartige Unterstützung.

Haftungsausschluss

Die Ratschläge in diesem Buch sind sorgfältig erwogen und geprüft. Sie bieten jedoch keinen Ersatz für kompetenten medizinischen Rat. Alle Angaben in diesem Buch erfolgen daher ohne jegliche Gewährleistung oder Garantie seitens des Autors und des Verlages. Eine Haftung des Autors bzw. des Verlages und seiner Beauftragten für Personen-, Sach- und Vermögensschäden ist ausgeschlossen.

Bildnachweis

Adobe Stock: 200 (auremar);
Bigstock: U1 (Dr. Alex);
Heyne Verlag: 156, 157, 158, 159 (Marcel Weber);
iStockphoto: 10 (Wavebreakmedia), 56 (stock_colors), 114 (Onfokus), 132 (petrenkod), 174 (KatarzynaBialasiewicz);
privat: 8

dr. med. ulrich
strunz

das schlaf gut buch

extra
Geheimnis Tiefschlaf
Urquell der Energie

besser schlafen
optimal regenerieren
hellwach durch den Tag

HEYNE

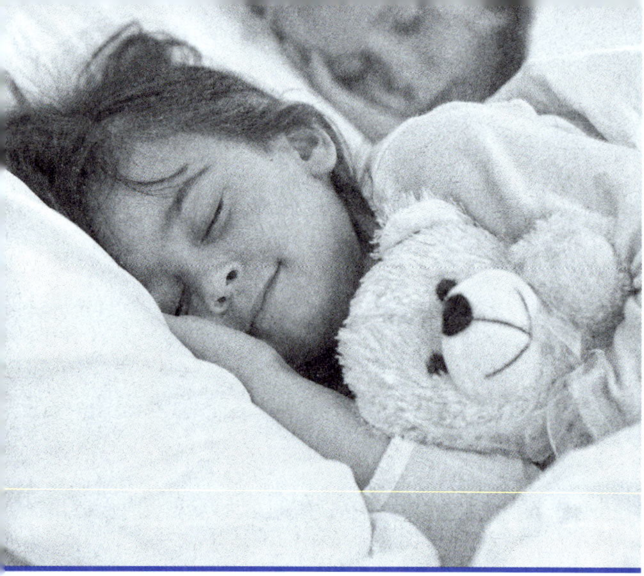
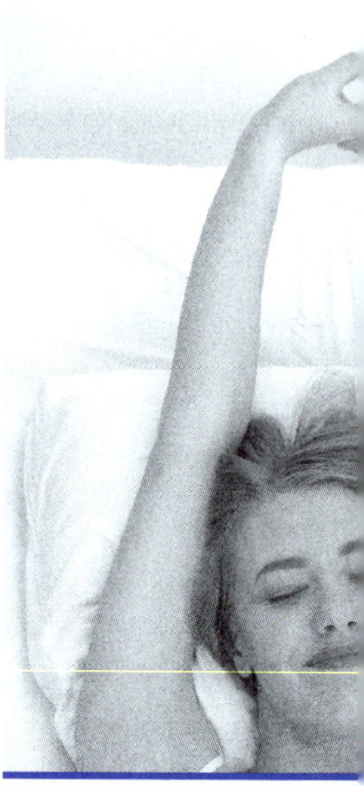

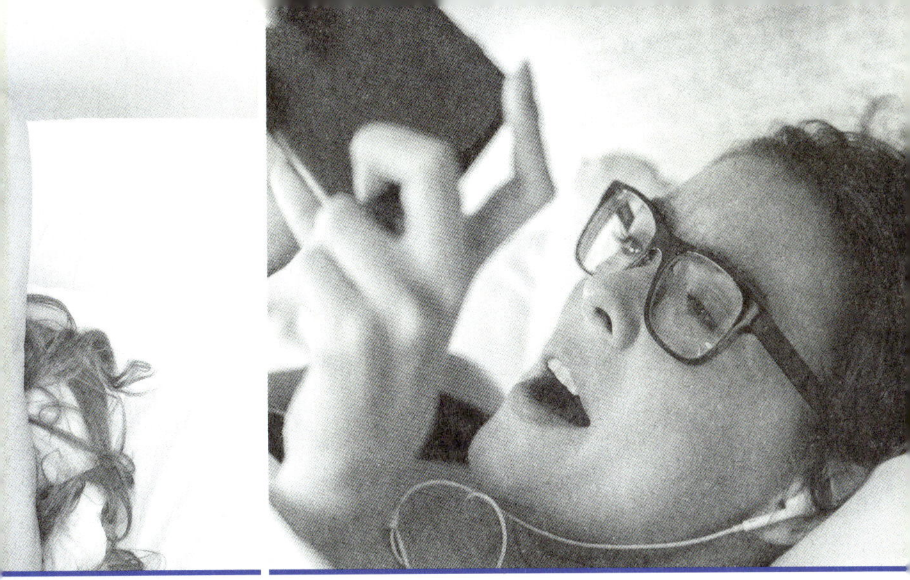

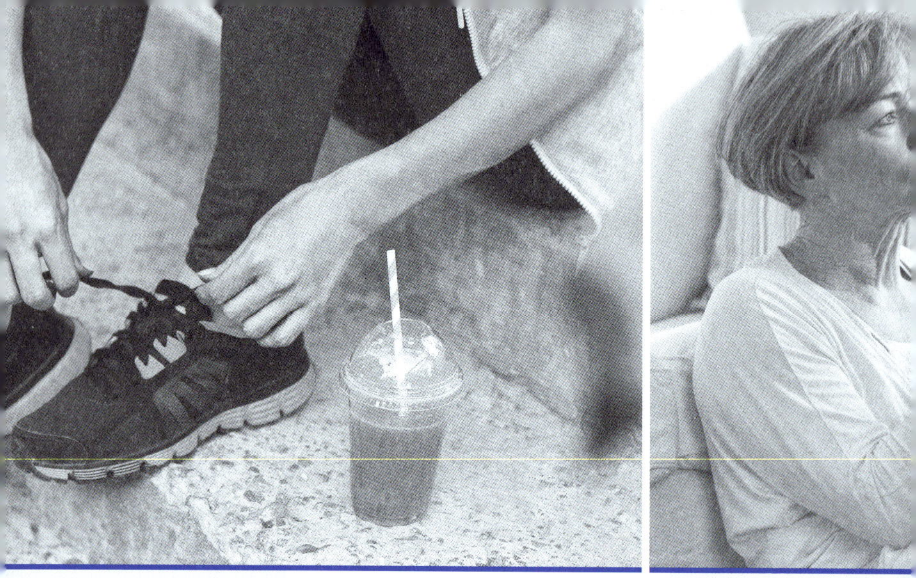

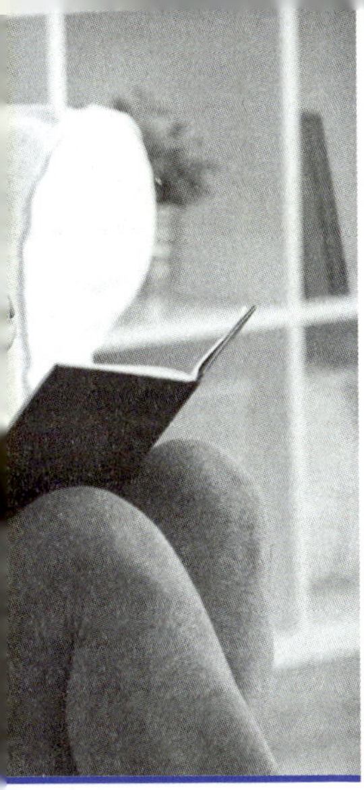

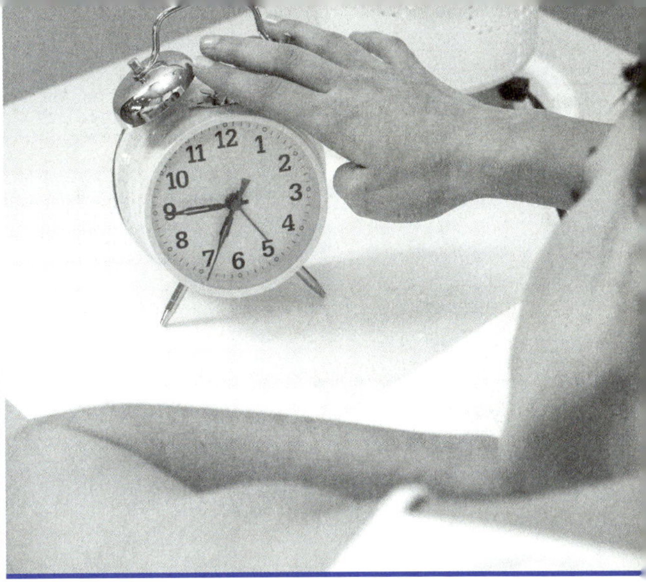

Ein Wort zuvor

Ja, Sie sind damit nicht allein. Schlafstörungen sind häufig. Noch viel häufiger, als Sie glauben. Können Sie ablesen am Schlaftablettenkonsum der deutschen Bevölkerung. Schlafmittel stehen mit an der Spitze aller täglich eingenommenen Pillen. Das muss einen Grund haben. Ich sehe es als Hilfeschrei. Millionen Menschen wissen sich nur noch mit Pillen zu helfen.

Am schlimmsten geht es den Berufstätigen zwischen 35 und 65 Jahren. Vier von fünf fühlen sich akut betroffen, so eine Krankenkassenstudie (DAK). Damit haben Schlafstörungen seit 2010 um 66 Prozent zugenommen – und ganz nebenbei eine ganze Industrie begründet: mit Schlaflabors, Therapien, Duftkerzen und Wellenrauschen, Energiesprays, Beruhigungstees und Schlafcremes, mit Apps und Fitnesstrackern, immer smarteren Lichtweckern und dickeren Matratzenbergen.

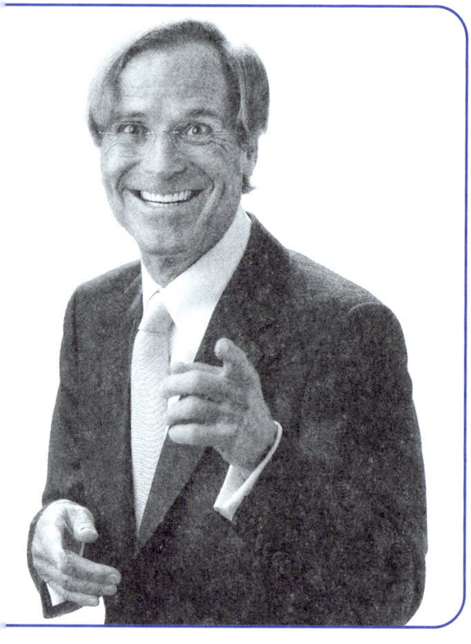

Deutschland schläft schlecht.

Und das ist ein gutes Geschäft. Wird denn auch geholfen? Oft eben nicht. Es ist wie bei der Prinzessin auf der Erbse: All die Mittelchen und Matratzen decken die eigentlichen Probleme nur zu. Sie bleiben aber da. Sie halten uns wach.

Dabei ist Schlafen das Natürlichste der Welt. So etwas wie Atmen, wie entspanntes Essen und Verdauen, wie freudiges Laufen und frohes Lachen … was uns oft auch nicht so leicht gelingt. Doch wenn wir den Weg zu einem Leben zurückfinden, das unserer Natur entspricht, dann müsste es ja auch wieder klappen: sich einfach hinlegen, einfach einschlafen, einfach träumen und schließlich erholt, frisch und munter, entspannt und froh wieder aufwachen. Sie wissen schon, welcher Dreiklang jetzt kommt:

- Ernährung
- Bewegung
- Denken

Genetisch korrekt. So, wie es die Natur gewollt hat. Es läuft immer wieder darauf hinaus. Eine ganz einfache Weisheit, die wir in der Alltagshetze immer wieder links liegen lassen.

Schlafen ist für unser Leben, für unsere Leistungsfähigkeit und unsere Gesundheit mindestens so wichtig wie Wachsein. Ohne dass wir es merken, sind alle unsere Organe während des Schlafs genauso aktiv wie in den Stunden, in denen wir wach sind. Ohne unser bewusstes Zutun regenerieren alle Zellen, lernen wir, lassen wir neue Ideen aus uns heraussprudeln und erleben Heilung. Mehr noch: gutes Aussehen. Und … Glück!

Also: Schlafen Sie. Gut! Und wenn Sie nicht schlafen können, tun Sie alles Ihnen Mögliche dafür, dass Sie Ihren Schlaf wiederfinden. Eine ganz einfache und praktische Anleitung dazu bietet Ihnen dieses Buch.

Schlaf ist ein Elixier. Schlaf heilt. Kaum etwas ist als Booster Ihrer Leistungsfähigkeit effektiver als tiefer Schlaf. Lassen Sie uns in diesem Buch gemeinsam über den Schlaf nachdenken. Und den Tiefschlaf. Urquell unserer Energie.

Und dann: Fühlen Sie sich so hellwach wie noch nie zuvor!

Viel Freude dabei wünscht Ihnen
Ihr

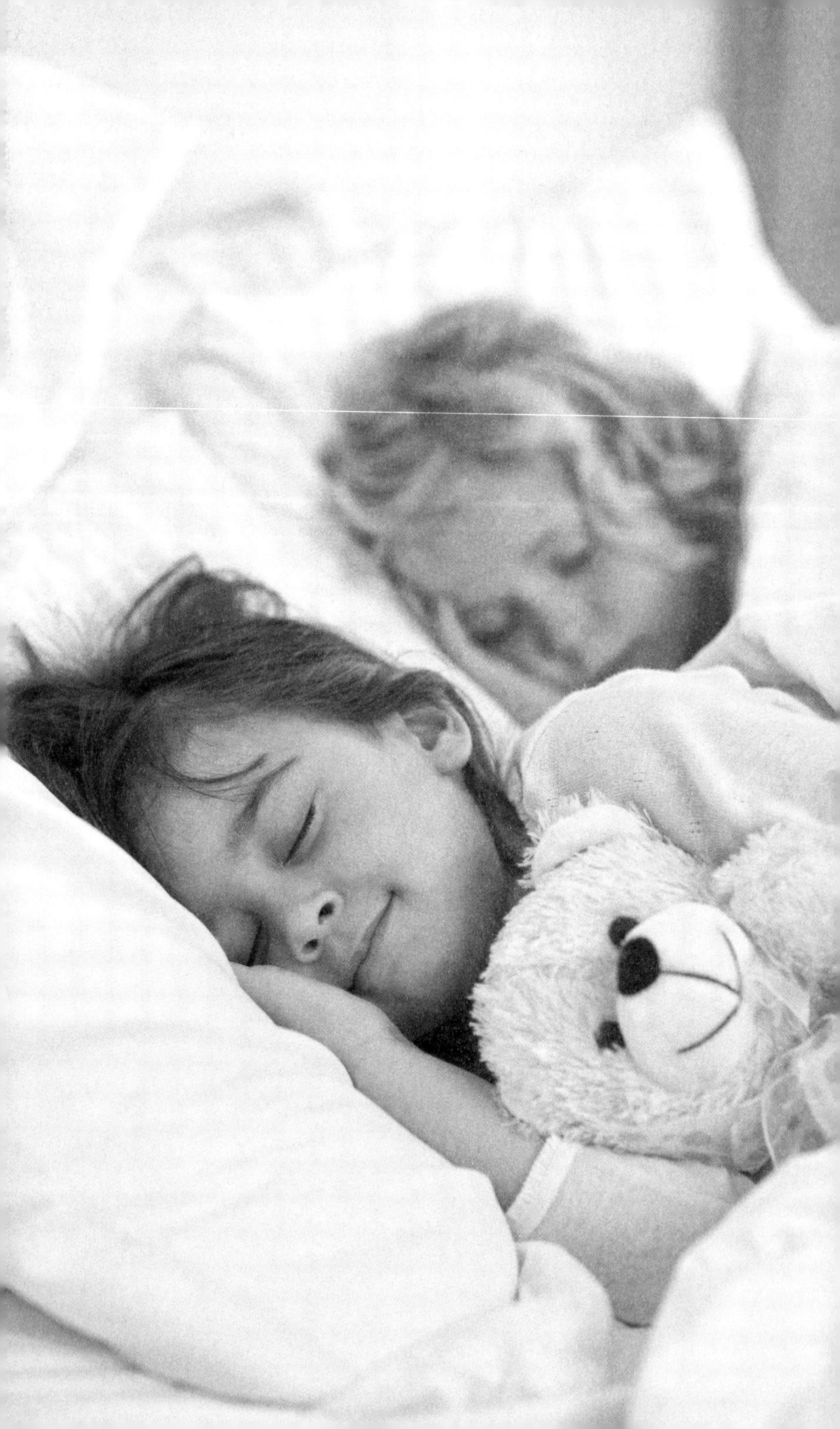

Warum wir guten Schlaf brauchen – und wie viel

»Um sechs Uhr essen, ins Bett um zehn – verlängert das Leben auf zehnmal zehn.«

ENGLISCHES SPRICHWORT
AUS DEM 17. JAHRHUNDERT

Ein gutes Drittel unseres gesamten Lebens verbringen wir schlummernd unter der warmen Bettdecke. Passiv. Muss das sein? Könnten wir nicht viel produktiver sein, wenn wir viel weniger schlafen würden? Im Gegenteil: Schlaf gehört zum Leben! Schlaf ist aktiv, Schlaf macht gesund und glücklich. Wer mit Tricks und Willenskraft versucht, so viel Schlaf zu vermeiden wie nur möglich, sieht ziemlich schnell ziemlich alt aus – und kann irgendwann gar nichts mehr tun.

Gut geschlafen

Riesenfirma, Riesengewicht, mit einer massiven Burn-out-Anamnese. Schluckt schon diverse Mittelchen, leider ohne Erfolg. Ein hochgebildeter, empfindsamer Mensch. Woher ich das weiß? In meinem Wartezimmer liegen Gedichtbändchen aus. Der Patient blättert darin und schaut mich im Sprechzimmer mit großen Augen an.

> *»Ich könnte heulen. Bei diesen Gedichten. Schon so lange keine mehr lesen können. Seit zehn Jahren kein Urlaub. Arbeite jeden Tag zehn Stunden, schlafe höchstens vier Stunden. Will raus aus dem Teufelskreis.«*

Hat mir richtig leidgetan. Also habe ich mit ihm gesprochen, ihn motiviert, Ratschläge gegeben, Blut abnehmen lassen zur Analyse. Am nächsten Tag folgte dann eine Mail, die mir freilich jede Hoffnung raubte:

> *»Ich bin mit meiner Leistungsfähigkeit am Ende. Werde mich ausschließlich auf ihren Medikamentenplan konzentrieren. Das Buch, das Sie mir gestern mitgegeben haben, habe ich bereits zur Hälfte gelesen. Insgesamt war gestern ein anstrengender Tag für mich, zum Abendessen gab es Tofu mit Kartoffelbrei und Reis, und beim Essen habe ich an Sie gedacht ... danach habe ich noch vier Bier getrunken. Heute früh habe ich meine Armada von Sportschuhen im Schrank gesehen, zum morgendlichen Joggen früh um 5.00 Uhr fehlte mir einfach die Kraft.«*

So kann's nicht gut gehen

»Oh mei!«, habe ich gedacht. Kartoffelbrei und Reis. Nach meinem Vortrag. Und dann vier Bier. Und dann keine Energie mehr zum Laufen. Hätte ich auch nicht. Wo soll das enden?

Nun, das Ende war überraschend glücklich. Wenige Monate später kam die folgende Mail. In einer völlig anderen Tonart. Freuen Sie sich doch einfach einmal mit:

> *»Seit meinem Besuch bei Ihnen hat sich einiges bei mir getan. Es hat mehrmals Klick in meinem Kopf gemacht. Ergebnis: Ich jogge täglich früh um 5.30 für 30 bis 40 Minuten. Habe nach dem Besuch bei Ihnen 14 kg abgenommen.*
> *Leicht und locker täglich zu joggen macht mir großen Spaß, und ich freue mich jeden Tag, früh in meine Sportschuhe zu schlüpfen und die frische Luft in meinem Körper zu spüren.*
> *Kohlenhydrate habe ich komplett aus meinem Leben gestrichen. Ich freue mich auf Obst, Nüsse, Salat, Fleisch, Fisch und Gemüse. Was kann ich sagen, Herr Dr. Strunz, mein Leben hat sich wesentlich positiv verändert. Ich kann wieder durchschlafen, ich freue mich jeden Tag auf meine Familie und auf meine Tätigkeit hier.*
> *Ich fühle mich topfit!!!!!*
> *Ihnen ein ganz großes DANKE!!!!!*
> *Diese Veränderung ist wirklich großartig!!!!!«*

Nun, das sind ziemlich viele Ausrufungszeichen … also doch noch gewonnen. Glück gehabt. Ich habe tief durchgeschnauft. Nach dem Kartoffelbrei, dem Reis und den vier Bier hatte ich dieses Wunder eigentlich nicht mehr erwartet. Nun: Der gut gemeinte »Tritt in den Hintern« hat wohl schlussendlich doch gewirkt.

Lassen Sie uns ins Thema Schlafen einsteigen mit ganz grundsätzlichen Fragen:

- Warum kann »gut schlafen« von Mensch zu Mensch so unterschiedlich aussehen? Und welche Schlafstörungen sind eigentlich etwas ganz anderes als Störungen?
- Wie funktioniert unsere »innere Uhr«? Und wo ist diese Uhr überhaupt?
- Wie kommt es, dass Schlafmangel krank macht? Umgekehrt aber auch: Warum rauben uns Krankheiten den Schlaf?

Gut schlafen heißt: gut leben!

Stress zwischen Autobahn und Büro, Stress mit Chef und Kollegen, Stress zwischen Steuererklärung und Fitnessstudio, Facebook und Netflix, Überstunden und Deadlines, Pubertät der Zöglinge und eigener Midlifecrisis, zwischen tausend Verpflichtungen und verpassten Chancen. Das ist die Liste der leidigen Schlafräuber, die uns zuerst in den Sinn kommt, wenn wir an Schlafstörungen denken. Ist auch alles nicht falsch. Aber: Ist es das wirklich? Das allein? Nein.

Ernährung: Richtig essen, gut schlafen

Was viel weniger bekannt ist, sind die durch Fehlernährung verursachten Schlafstörungen. Dabei sind die Zusammenhänge einfach: Wenn dem Körper Bausteine fehlen, kann er für den Schlaf entscheidende Hormone nicht »bauen«, dann kann er Sauerstoff nicht binden, dann kann er Stress nicht abbauen – und dann schlafen wir schlecht. Manchmal gar nicht.

Schlafen klappt nur, wenn der Körper gesund ist. Das heißt: Wenn wir nicht grobe Defizite im Blut haben. Bei sehr tiefem Magnesiumspiegel werden wir niemals innere Ruhe finden. Dann können wir auch nicht meditieren und die Meditation auch nicht dazu nutzen, endlich besser zu schlafen. Mit einem leeren Eisenspeicher werden wir niemals lang genug joggen können. Geht nicht. Dann werden wir das Laufen auch nicht nutzen können, um Stress abzubauen, um müde zu werden und schließlich ganz friedlich … zu schlafen.

Wenn es um gutes, um heilendes Schlafen geht, steht statt der Supermatratze etwas ganz anderes am Anfang: Molekularmedizin! Heißt übersetzt nichts anderes als ein einigermaßen funktionierender Körper. Und für Sie wiederum: Blutanalyse. Bluttuning. Eine unerlässliche Voraussetzung.

Bewegung: Wer nicht läuft, schläft auch nicht

»Weshalb Sie nicht schlafen können? Weil Sie nicht leben wollen«, das habe ich einem meiner Patienten kürzlich auf den Kopf zugesagt. »Sie akzeptieren nicht die Realitäten der Natur!« Der schaute dann ganz erschrocken. Aber es ist doch so: Der Körper ist geschaffen für harte Arbeit. Täglich. Ist geschaffen für das Laufen. Täglich. Eine ungemütliche Wahrheit.

Beweis? Wir haben nachweislich Muskeln. Wozu haben wir Muskeln? Um am Schreibtisch zu sitzen, zu denken, um uns unablässig zu ärgern? Dafür haben wir Muskeln? Natürlich nicht. Wir sind mit und aus Muskeln geschaffen. Damit wir diese benutzen. Täglich. Hart arbeiten. Lange laufen. Hinter der Beute her. Um am Abend, körperlich erschöpft … von selbst einzuschlafen.

Tief drin in den Zellen, in den Genen, da sitzt die gesamte knochenharte Geschichte der Menschheit. Die fordert ihren Tribut. Niemand kann seinen Körper betrügen. Nein: können Sie nicht. Der zahlt es Ihnen heim. Mit Schlafstörung.

Denken: Raus aus dem Rattenkäfig

Die dritte Baustelle nach Ernährung und Bewegung: klares Denken. Entspannung. Doch der Mensch sitzt im Rattenkäfig. Eingesperrt. Von allen Seiten bedrängt. Sorgen, Mühe, Plage, Stress, Mobbing, die Familie, der Chef, das Finanzamt, die Politik … Sie kommen aus diesem Käfig gedanklich nie mehr heraus. Und solange Sie im Rattenkäfig eingesperrt sind, werden Sie Schlafstörungen haben. Weil der Käfig Sie ja auch abends im Bett nicht loslässt. Weil Sie nicht etwa – so war das gedacht – nachts innerlich frei werden und … einschlafen. So wie Ihnen das jedes Kleinkind vormacht.

Es ist paradox: Vielen von Ihnen gelingt das entspannte Gleiten in den Schlaf deshalb nicht, weil sie es unbedingt wollen. Statt einfach Leben zuzulassen, wollen Sie! Sie wollen Ihr Leben mit harter Hand steuern. Acht Stunden Arbeit, acht Stunden Familie, acht Stunden Schlaf. Gefälligst. Sie glauben felsenfest an streng geregelte Abläufe. Viele von Ihnen können nicht mehr »lassen«. Das Leben zulassen.

Mein Vorschlag: Vergessen Sie das mit dem Schlaf, der nicht kommt. Lassen Sie die Tablette einfach mal weg. Leben Sie einfach. Bleiben Sie wach. Einen Tag, zwei Tage, drei Tage, vier Tage … Der Schlaf wird kommen! Unausweichlich. Spätestens nach sieben Tagen. Gut, einverstanden: Die Übergangszeit ist unschön … der Schlaf aber ist heilsam.

Es trifft ja auch auf mich selbst zu. Nach 40 Jahren als Arzt darf ich Ihnen versichern: Es nutzt nichts, wenn wir an den Gitterstäben des Käfigs rütteln. Wir kommen ohnehin nicht raus aus dem Alltagsstress, aus den Sorgen, aus den Anforderungen, die Welt lässt sich nicht stoppen.

Gehen wir also den geschmeidigeren Weg. Statt uns gegen die Welt zu stemmen, ändern wir uns lieber selbst. Machen wir unser Innerstes unverwundbar, selbstbewusst, stark und öffnen wir so das Türchen des Rattenkäfigs. Es gibt genau zwei Möglichkeiten. Zwei Techniken, die jeder lernen kann, genauso wie die meisten von uns Radfahren erlernt haben:

Laufen. Ganz gleich, ob stundenlang am Fluss entlang, durch den Park oder den Wald. Wenn wir laufen, lassen wir den Rattenkäfig hinter uns zurück. Mental.

Meditieren. Täglich. Reine Übungssache. Damit öffnen wir das Türchen zum Unterbewusstsein. Wir treten hinaus in eine andere Welt. Und das können wir auch nachts im Bett tun. Und … einschlafen.

Gut schlafen heißt: gut leben!

»Wir sind die Hälfte unseres Lebens über blind«, hat der französische Denker und Naturforscher Jean-Jacques Rousseau einmal sehr treffend gesagt. Wir sind blind, ohne Kontrolle, ohne Bewusstsein, und das ausgerechnet in der unheimlichen Nacht. Kein Wunder also, dass wir den

Schlaf gerne ausblenden. Und statt in Ruhe und voller Vertrauen einzuschlafen, lieber via Pille uns selbst das Licht ausknipsen.

Viele Menschen, oft sind es die besonders leistungsfähigen, wollen am liebsten gar nicht schlafen und stattdessen etwas Effektiveres tun: trainieren, arbeiten, irgendwas. Nur nicht »nichts« tun. Schon werden Mittel ersonnen, um die Schlafdauer zu optimieren – was für die meisten heißt: zu verkürzen. Tippen Sie gerne »Sleep Hacks« ins Netz, wenn Sie sich wundern wollen. Oder gruseln.

Wir stellen uns Leistung gerne als steilen, stets nach oben zeigenden Pfeil auf der XY-Achse vor. Verstehen das als Lebensprinzip. Das ist unser Antrieb. Die Anspannung. Das Machen. Das Tun. Das Wollen. Um tätig zu werden, müssen wir uns anspannen, sowohl geistig wie auch körperlich.

Aber: Ständige Aktivität ist nicht vorgesehen. Ständiges Tun. Darum hat die Natur uns den Schlaf geschickt. Den Gegenpol. Das Abspannen, das Entspannen. Die Erholung. Dieser Dualismus scheint existenziell. Ohne den periodischen und absolut verlässlich wiederkehrenden Wechsel von Licht und Dunkelheit wäre das Leben auf dieser Erde nicht so wunderbar entstanden, wie es geworden ist. Jede Ihrer Zellen und jeder mikroskopisch kleine Bestandteil Ihrer Zellen ist auf diesen Wechsel eingestellt. Mehr noch: existenziell davon abhängig.

Deshalb: Schlafen. Viel Schlafen. Eine gute Idee.

Viele Schlafstörungen sind gar keine

Verstehen Sie mich nicht falsch: Vor Willenskraft, vor Disziplin habe ich höchsten Respekt. Wettkämpfe lassen sich nur mit diesem »Biss« gewinnen, Unternehmen nur so erfolgreich führen. Aber: Wenn der Mensch seinen Willen so hoch trainiert, dass er sich von den Bedürfnissen seines Körpers abkoppelt, schlägt der irgendwann zurück. Garantiert!

Der Körper ist ein Resultat der Evolution des Lebens – und diese Evolution ist ewige Schwingung. Anspannung und Entspannung, Tag und Nacht, Hell und Dunkel, Leben und Tod. Aus Tod wird wieder Leben, Dunkel wird Hell, auf jede Nacht folgt ein Tag und auf jede Anspannung die ersehnte Ruhe.

In jeder kleinsten Struktur unserer Körperzellen ist diese Schwingung eingeschrieben. Wir Menschen sind so, wie wir sind, gerade weil wir uns im Zusammenspiel mit diesen äußeren Bedingungen entwickelt haben. Was nur heißen kann: Je geschmeidiger wir in diesem ewigen Wechselspiel mitschwingen, desto besser geht es uns. Körperlich und seelisch. Seele und Physik hängen sehr viel enger zusammen, als wir es oft glauben wollen.

Das ewige Hin und Her von Spannung und Entspannung ist für unser Leben existenziell. Und was tun wir? Wir setzen uns darüber hinweg. Mit Willenskraft, »Sleep Hacks«, Aufputschmitteln. Und dann? Bekommen wir die Quittung:

Schmerz.

Der häufigste Schmerz der zivilisierten Menschen ist Schmerz am Skelettapparat. Bekannt: Rücken, Nacken, Schultern, Knie. Denn am Skelett hängt unsere Muskulatur, und die wird bei permanenter Anspannung irgendwann verspannt. Überspannt. Knochenhart. Weil das weh tut, richtig unangenehm weh, rollt sogleich eine Riesenindustrie heran. Und lockert: mit Physiotherapie und Pillen, mit Sumpfbädern, Massagestühlen und Supermatratzen.

Was hilft's? Wenig. Weil das innere Rasen weitergeht. Überreizte Nerven überall, seelischer Schmerz, Herzklopfen, Tinnitus, Angst. Wer kann so schlafen? Niemand. Und es geht immer weiter, weil das Übel nur zugedeckt wird.

Warum packen wir das Ganze nicht einfach einmal an der Wurzel? Warum wollen wir nicht sehen, dass die Ursache Spannung ist? Zu starke Anspannung? Dass wir das Lebensprinzip Anspannen – Entspannen nicht in der Balance gehalten haben?

Weil wir dann etwas ändern müssten: Eiweiß statt Kartoffelbrei, Wasser statt Bier, Laufen statt Fernsehen, sieben bis acht Stunden schlafen statt vier, regelmäßig Pause machen statt jahrelang ranklotzen ohne Pause. Den Hebel umlegen Richtung gesund. Das ganze Leben vom Kopf auf die Füße zurückstellen. Da kann einem schon mulmig werden, da braucht man schon Mut. Wem nur noch die Wahl bleibt zwischen ausbrennen und neu starten, der schafft das ganz gut. Siehe oben. Manch einer muss erst an die Wand laufen, bis er einsieht, dass Umdrehen eine ganz gute Idee sein könnte.

So weit müssen wir es aber nicht kommen lassen. Wenn ich mir durch den Kopf gehen lasse, mit welchen Beschwerden und mit welchen Vorstellungen Patienten mit Schlafstörungen in meine Praxis kommen, meine ich: Bevor wir so richtig tief in das Thema Schlaf einsteigen, bevor Sie (hoffentlich) Ihr Leben ein bisschen (warum nicht gleich: radikal?) umkrempeln, lassen Sie uns erst einmal aufräumen. Mit ein paar grundlegenden Missverständnissen:

- Schlaf ist aktiv. Nicht passiv.
- Schlaf ist komplex. Nicht nach vier Stunden abgehakt.
- Schlaf ist individuell. Jeder schläft anders.
- Schlaf ist episodisch. »Durchschlafen« geht nicht.
- Schlaf folgt der Sonne. Nicht der Uhr.
- Schlaf will Rhythmus. Nicht Entschleunigung.

Schlaf ist eine höchst aktive Angelegenheit

Wenn wir schlafen, sind wir zwar äußerlich passiv, sogar ziemlich schutzlos, wir sind aber nicht unproduktiv. Muskelbewegungen und Sinneseindrücke werden im Schlaf aktiv unterdrückt, unsere Zellen werden generalüberholt, wir lernen intensiv und haben mit etwas Glück die besten Ideen unseres Lebens. Seltsam, dass wir manches »zum Einschlafen langweilig« finden. Gerade das Einschlafen ist alles andere als ein langweiliger Vorgang. Wenn wir durch das Türchen zum Schlaf hindurchgeschlüpft sind, wissen wir nicht einmal mehr, dass wir schlafen!

Jeder braucht mehr als vier Stunden

Gerade die Anspruchsvollen im Sport und im Job glauben oft, dass die Besten der Besten mit vier Stunden Schlaf pro Nacht auskämen. Dieses Gerücht hält sich hartnäckig – und doch ist es nur ein Gerücht. Niemand kommt auf Dauer und bei bester Gesundheit mit nur vier Stunden aus, sogar fünf Stunden reichen kaum. Gesund sind wohl eher sieben bis acht Stunden. Dass sich insbesondere Ärzte im Schichtdienst oder Politiker in Marathonverhandlungen mit so wenig Schlaf begnügen, heißt nicht, dass sie es gerne tun, und erst recht nicht, dass es ihr Naturell wäre. Sie rennen in einem Hamsterrad mit unerbittlichen Arbeitszeiten und kommen damit klar, so gut es eben geht. Gesund ist das nicht. Und auch kein Anzeichen für große Geisteskraft. Übrigens sollen die ganz großen Geister, Goethe oder Einstein zum Beispiel, ungewöhnlich lange geschlafen haben …

Jeder schläft anders

Früher fühlten Patienten sich wie gerädert, wenn sie schlecht geschlafen haben. Heute fühlen sich Patienten wie gerädert, wenn ihre Schlaf-App der jüngsten Nacht einen nicht der vorprogrammierten Norm entsprechenden Verlauf attestiert.

Hallo? Aufwachen!

Wie eine Messkurve aussieht und wie viele Stunden exakt jemand geschlafen hat, das ist gar nicht so wichtig. Der Mensch kann in der Nacht ein Dutzend Mal aufwachen und sich am Tag trotzdem wohlfühlen. Er kann nach sechs Stunden aufwachen und erholt sein. Er kann von 20 bis 24 Uhr, dann wieder von 2 bis 4 Uhr und noch einmal von 5 bis 7 Uhr schlafen und putzmunter sein. Es gibt keinen »Idealschlaf«. Jeder Mensch schläft anders. Und wem es tagsüber gut geht, der hat offenbar gut genug geschlafen. Wann und wie genau, ist nicht relevant, solange ausreichend Tiefschlafphasen dabei waren. Oder, wie es der Neurobiologe Peter Spork schreibt *(Spork 2016, S. 113):*

> **Die Schlafdauer (ist) kein wirklich geeignetes Kriterium zur Diagnose eines Schlafproblems. Viel wichtiger ist das Befinden am Tag. Ist das in Ordnung, kann der Schlaf nicht so schlecht gewesen sein.**
>
> PETER SPORK

Niemand schläft »durch«

Und damit sind wir beim nächsten Irrtum. Patienten glauben häufig, sie hätten Durchschlafprobleme. Dabei schläft niemand durch. Jeder völlig normale und gesunde Mensch wacht in jeder Nacht etwa 28-mal auf – das hat der deutsche Schlafmediziner Jürgen Zulley von der Universität Regensburg herausgefunden. Der Witz dabei: Man erinnert sich nicht an das Aufwachen. Deshalb das Gefühl, man habe durchgeschlafen.

Entwarnung also für alle Menschen mit gefühlter Schlafstörung: Acht Stunden lang durchschlafen braucht man nicht, geht auch gar nicht. Weil es mit unserer Biologie nichts zu tun hat. Normal ist es, wenn wir zwei-, dreimal pro Nacht in den Tiefschlaf fallen. In den Deltazustand.

Taktgeber ist die Sonne, nicht die Uhr

Der Ostdeutsche frühstückt früh, der Rheinländer frühstückt später, noch später der Franzose. Am Abend deckt der Ostdeutsche früh seinen Tisch, dann der Rheinländer, Franzosen gehen spät zu Tisch und Spanier praktisch erst in der Nacht. Ist der Ostdeutsche also fleißiger als der Spanier? Natürlich nicht. Bei ihm geht bloß die Sonne früher auf. Der Unterschied zwischen dem östlichsten und dem westlichsten Punkt in Deutschland beträgt schon 36 Minuten. Und während der Sommerzeit liegen zwischen Mitternacht auf der Uhr und der »echten« Mitternacht in Santiago de Compostela zwei Stunden und 38 Minuten! *(Roenneberg 2012, S. 217)*

Wir haben es hier also weder mit Frühaufstehern im Osten noch mit Spätessern im Westen zu tun. Wenn wir genau hinschauen, sind diese »Kulturunterschiede« gar nicht vorhanden. Sie sind ein natürliches Ergebnis der künstlichen Einteilung von Zeitzonen. Die es im Übrigen noch gar nicht so lange gibt. Noch im 19. Jahrhundert hatte jede Stadt in Deutschland ihre eigene Zeit. Dann kam die Eisenbahn. Und mit dieser ersten großen Beschleunigungstechnik wurde es notwendig, die Uhrzeiten anzugleichen. Und wir wundern uns, dass wir uns ständig neben der Spur fühlen? Vor allem während der Sommerzeit?

Dass es jetzt irgendwo acht Uhr ist, das ist nirgendwo eine natürliche Gegebenheit. Es ist vielmehr ein technisches Orientierungsmittel, das selbst eine lange Entwicklungsgeschichte durchlaufen hat. Ein Produkt unserer Kultur. So ist es auch mit unserem Schlaf. Auch der ist längst zu einem Kulturprodukt geworden. Mehr noch: zu einem Konsumartikel. Pille rein, Schlaf an. Völlig wider die Natur.

Wir müssen nicht »entschleunigen«

Alles in der Natur folgt Rhythmen, und einer der wichtigsten Taktgeber ist der Lauf der Sonne. Bären, Zugvögel, Blumen, Würmer, Bakterien – allen diesen Lebewesen sind Rhythmen in die tiefsten Strukturen der Zellen eingeschrieben. Die wenige Millisekunden dauern oder 120 Jahre. Einer der längsten bekannten Rhythmen dauert tatsächlich 120 Jahre: So lange braucht die Bambusart *Phyllostachys bambusoides* von einer Blütezeit zur nächsten.

Dass unsere Welt immer schneller werde, immer stressiger, dass die rasante Entwicklung uns an die Grenze unserer physischen und psychischen Leistungsfähigkeit bringe, das lesen wir fast jeden Tag in der Zeitung. Ist wohl so. Na und? Besteht das Problem nicht vielmehr darin, dass wir keinen vernünftigen Rhythmus leben? Licht an, Licht aus. Smartphone an, Smartphone aus. Aktiv sein, schlafen. Genau dann, wenn unser Körper das braucht, und ganz unabhängig davon, was die Uhr dazu sagt. Oder Facebook-Freund Nummer 318.

»Der wahre Grund dafür, dass das Problem des Stresses bis heute nicht gelöst wurde, ist nicht die mangelnde Befolgung des Aufrufs zur Entschleunigung«, schreibt die Rotterdamer Philosophie-Professorin Marli Huijer. Der wahre Grund ist vielmehr *(Huijer 2017, S. 21)*

> **»die mangelnde Erkenntnis, dass nicht Hetze und Geschwindigkeit das eigentliche Problem sind. Das eigentliche Problem besteht aus der mangelnden Abstimmung der verschiedenen Geschwindigkeiten aufeinander, das heißt, es ist ein Problem der Rhythmik.«**
>
> MARLI HUIJER

Ein wichtiger Gedanke. Der nichts anderes sagt als: Viele unserer gravierenden Schlafstörungen wären vermeidbar. Streng genommen sind es nicht einmal Schlafstörungen. Es sind Rhythmusstörungen. Weil unser Terminkalender den Sonnenstand ignoriert und damit … unsere ganz simplen, ganz existenziellen Lebensbedürfnisse.

Jeder schläft anders – und das ist gut so

Urlaub. Mal scharf nachdenken: Gibt's da Schlafstörungen? Meistens nicht. Und warum nicht? Weil der Mensch da ins Bett geht, wenn ihm der Sinn danach steht. Und am Morgen aufsteht, wenn er von alleine wach wird. Zwischendurch läuft er in der Sonne, schläft vielleicht eine Runde am Strand.

»Aus so krummem Holze, als woraus der Mensch gemacht ist, kann nichts ganz Gerades gezimmert werden«, hat der große Denker Immanuel Kant geschrieben. Warum sollte also der menschliche Schlaf etwas »Gerades« sein, der bei jedem Menschen jede Nacht gleich verläuft? Dass die Bahn jeden Morgen zur gleichen Minute fährt und die Schulglocke zur gleichen Minute klingelt, ist eine Erfindung der Neuzeit. Ohne Uhr, ohne Strom, ohne elektrisches Licht wäre das gar nicht denkbar. Hat mit der menschlichen Natur überhaupt nichts zu tun. Läuft unseren Bedürfnissen zuwider. Schlafstörungen sind … Lebensstörungen.

Kannten wir so nicht immer – und Menschen aus anderen Zeiten und in anderen Kulturen erleben Schlafstörungen auch nicht so wie wir. Manche kommen nicht einmal auf die Idee, dass es »normal« sein könnte, gleichzeitig zu schlafen. Erlauben wir uns also einen Blick auf den Schlaf

- in anderen Kulturen
- wie ihn »Eulen« und »Lerchen« leben
- wie ihn Männer und Frauen genießen
- und auf den Schlaf, den Jugendliche oft erst so überaus spät finden.

Bei den Hadza ist immer jemand wach

Wenn alle gleichzeitig schlafen, kann niemand aufs Feuer aufpassen, vor Raubtieren und Räubern warnen. Aus evolutionärer Sicht ist es eine ziemlich gute Idee, dass immer jemand wach ist. Und bei Naturvölkern ist es bis heute so.

Als Forscher um Charles Nunn von der Duke University in Durham (USA) das Jäger- und Sammlervolk der Hadza im Norden Tansanias besucht haben, fanden sie ganz unterschiedliche Schlafzeiten.

Zwar legten sich die meisten Mitglieder der 20 bis 30 Personen umfassenden Gruppen gegen 22 Uhr zum Schlafen und wachten gegen sieben Uhr in der Früh auf. Manche aber legten sich viel früher hin, andere sehr spät. Manche standen nicht lange nach dem Einschlafen wieder auf und liefen irgendwohin. Während der gesamten Nacht gab es nur wenige Episoden von höchstens einer Minute, in der die gesamte Gruppe gleichzeitig schlief. Insgesamt war immer rund ein Drittel der Hadza in der Nacht aktiv oder döste.

(Samson et al. 2017)

Und bei uns? Gehört es sich nicht, in der Nacht herumzustromern. Oder sich tagsüber quer über den Schreibtisch zu legen, wenn sich nach dem Mittagessen in Bauch und Kopf eine wohlige Schläfrigkeit breitmacht. Hierzulande gilt öffentliches Schlafen als Zeichen von mangelnder Disziplin. Faulheit.

Ganz anders in Japan. Dort hat man schon vor Jahrhunderten *Inemuri* erfunden, den Anwesenheitsschlaf. Eine Idee der Samurai, die ihren Herrschern schlau versichert hatten, ganz locker beides zur gleichen Zeit zu können: aufpassen und schlafen. Mit dem Schwert in der Hand. Bis heute genießen öffentlich im Sitzen schlafende Menschen in Japan ein hohes Ansehen. Wer tagsüber so tief schlummern kann, der hat wohl bis spät in die Nacht hart gearbeitet.

Der Ärger über nächtlichen Lärm hält sich überall da wohl auch in Grenzen, wo Menschen zwanglos immer und überall schlafen dürfen. Nach Einschätzung der Japanologin Brigitte Steger geht man in den Ländern, in denen das Schlafen mitten am Tag normal ist, ganz entspannt mit nächtlichem Lärm und Tumult um. Aufgewacht? Macht nichts. Dann holt man den Schlaf eben später nach … (*Grimm 2016, S. 88f.*).

Dass wir Menschen sieben oder acht Stunden am Stück schlafen müssen und dass das ausgerechnet in der Nacht stattfinden soll, ist also eine fixe Idee. Jedenfalls kein Naturgesetz. Vielleicht sollten wir uns zuerst von unseren starren Vorstellungen lösen. Dann wären wir dem Wunschtraum – endlich entspannt schlafen – schon einen großen Schritt nähergekommen.

Eulen und Lerchen – gibt's die wirklich?

Wenn Menschen an anderen Orten und zu anderen Zeiten ganz anders schlafen als wir und viele unserer Schlafprobleme »hausgemacht« sind – was ist dann mit den Eulen und Lerchen, von denen man immer wieder hört? Stimmt es überhaupt, dass manche Menschen eher frühe Typen sind und andere genetisch bedingt jeden Tag später dran?

Ja und Nein.

Erst einmal zum Ja: Mittlerweile gilt es als gesichert, dass unser inneres Zeitsystem biologisch festgelegt ist. Es ist eine Frage der Gene – doch Genetik ist eine komplexe Angelegenheit. Es stecken so viele unterschiedliche Gene und Proteine hinter den Mechanismen unserer inneren Uhr, dass man mit einem Gentest nicht einfach herausfinden kann, welches die perfekte Schlafenszeit für einen Menschen ist.

Immerhin scheint es so zu sein, dass ungefähr zwei Drittel der Bevölkerung zu normalen Tageszeiten wach und aktiv sind. Ein Sechstel gehört zu den extremen Frühaufstehern, die morgens um fünf oder sechs Uhr schon völlig entspannt von der Rennstrecke nach Hause kommen, um sich den zweiten Kaffee zu kochen. Ein weiteres Sechstel zählt zu den extrem späten Typen, die ihr Mittagstief gegen 18 Uhr erleben und erst dann so richtig produktiv werden, wenn die Lerchen schon längst wieder in den Federn liegen.

Eulen und Lerchen können mit ihrem natürlichen Tagesrhythmus tatsächlich zwölf Stunden voneinander abweichen. Es ist also gut zu wissen, wie der Partner oder die Partnerin tickt, wenn man sich im Alltag gelegentlich begegnen möchte.

Jetzt zum Nein: Niemand ist sein ganzes Leben lang Sklave seiner Chronobiologie, manche sagen auch »Uhrengene«. Zum einen kann man sich an veränderte Lebensrhythmen gewöhnen: Etwa um zwei Stunden lässt sich die eigene Komfortzeit ohne größere gesundheitliche Folgen nach vorne oder hinten schieben. Und zum anderen verstellt sich die innere Uhr im Laufe des Lebens mehrmals von ganz allein. Wer seine betagte Nachbarin regelmäßig um halb sieben in der Früh munter pfeifend bei der Gartenarbeit antrifft oder jemals versucht hat, einen Säugling abends nur deshalb ins Bett zu bringen, weil es halb sieben war, der wird es bestätigen können: Was als »normal« gilt oder nicht, das ist den inneren Uhren des Menschen egal. Völlig egal.

Und auch hier gilt wieder: Viele Schlafstörungen resultieren aus inneren Uhren, die richtig gehen, aber missachtet werden.

Warum Männer jüngere Frauen heiraten

Till Roenneberg, Professor am Institut für Medizinische Psychologie an der Universität München, erforscht die sogenannten *Chronotypen* des Menschen. Also Lerchen, Eulen und alle, die dazwischen leben.

Im Laufe seiner Forschungen hat er eine riesige Datenbank darüber angelegt, wer in welchem Alter wann und wie lange schläft. Und bestätigt das, was wir aus der Alltagserfahrung kennen: Babys sind frühe Typen. Sie verschieben ihren Rhythmus im Laufe der Kindheit immer weiter nach hinten, bis sie in der Pubertät dann ziemliche Nachteulen sind. Im Schnitt tritt bei Frauen im Alter von 19,5 Jahren und bei Männern im Alter von 21 Jahren ein Wendepunkt ein. Dann geht die Entwicklung wieder Richtung früh, wobei sie sich bei Männern schneller verschiebt als bei Frauen. Wenn beide dann 52 Jahre alt sind, liegen sie wieder gleichauf.

Damit hat Roenneberg zwei wichtige Dinge herausgefunden, wobei wir den zweiten Befund als Scherz verstehen dürfen – natürlich mit einem Körnchen Wahrheit. Erstens: Der »Knick« in der chronotypischen Entwicklung eines Menschen ist das biologische Anzeichen für das Ende seiner Jugend. Und zweitens: Männer heiraten gerne etwas jüngere Frauen, weil sie dann … gemeinsam frühstücken können. *(Roenneberg 2012, S 145; 260)*

Warum Jugendliche nachts nicht heimkommen

Sollten Sie je einem Jugendlichen begegnen, der um 22 Uhr freiwillig ins Bett und morgens um fünf froh gelaunt wieder herausspringt, können Sie sicher sein – das ist ein Ausreißer. Ein statistischer Ausreißer.

Der normale Adoleszente handelt nicht einmal aus Trotz, wenn er »bis in die Puppen« aufbleibt. Er wird einfach nicht müde, was Chronotyp-Forscher Roenneberg auf eine amüsante Idee brachte *(Roenneberg 2012, S. 147):* »Nach diesem Umkehrschluss sind Discos notwendige Nischen oder Einrichtungen für Jugendliche, in der sie sich nachts aufhalten können, ohne die anderen Mitglieder der Gesellschaft zu stören.«

Dahinter stecken wahrscheinlich Hormone: Wachstumshormone und Geschlechtshormone stellen sich um. Dazu kommt das Schlafhormon Melatonin, das bei Adoleszenten später als bei Erwachsenen ausgeschüttet wird.

Schläft nun ein ganz normaler Schüler gegen 23.30 Uhr friedlich ein und wird er um 5.30 Uhr geweckt, damit er den Vorortzug Richtung Schule erwischt, fehlen ihm in jeder Nacht zwei bis drei Stunden Schlaf. Im Schnitt. Wer erst um ein Uhr oder noch später eingeschlafen ist, dem fehlt noch mehr Schlaf. Und das, weil Jugendliche im Schnitt gut acht bis neun Stunden Schlaf brauchen. Wer zur Schule gehen muss, hängt hierzulande jahrelang im sozialen Jetlag fest. Mit zwei ernsten Konsequenzen: je später der biologische Chronotyp eines Schülers, desto schlechter seine Noten.

Und: Je schlimmer der chronische Schlafmangel, desto höher das Risiko für Fettsucht. Und ADHS. Auch hier ein spannender Befund: Finden ADHS-Patienten zu einem gesunden Schlaf zurück, ist auch die Hyperaktivität weg. Ohne Pille.

Mehr Schlaf = mehr Erfolg

Home-Office, Gleitzeit, wir haben schon viele Fortschritte erzielt. Doch davon profitieren längst nicht alle. Die einen müssen sehr früh ran, die anderen schieben Schichtarbeit, wieder andere sitzen bis spät in der Nacht in wichtigen Meetings oder beugen sich bei gleißendem Licht über den OP-Tisch.

Sehr frühe oder sehr späte Verpflichtungen sind immer dann überhaupt kein Problem, wenn jemand ohnehin als sehr früher oder ein sehr später Chronotyp geboren wurde. Alle anderen sehen alt aus. Und das sind viele.

Laut Eurostat arbeiteten 2016 rund 17,4 Prozent der 15- bis 64-jährigen Arbeitnehmer in Deutschland in Schichtarbeit. 1995 waren es nur rund 10 Prozent. Doch nicht nur Schichtarbeiter finden ihre Arbeitszeiten mühsam, auch Führungskräfte und Selbstständige arbeiten sehr viel und sehr lang. Klar. Insgesamt litten unter hoher Arbeitsintensität rund 40 Prozent der Arbeitnehmer, so der Bericht des Statistischen Bundesamtes »Qualität der Arbeit – Geld verdienen und was sonst noch zählt«.

Das sind dürre Zahlen – doch hinter den Zahlen stehen wir alle, die wir auf dem besten Weg sind, unsere Gesundheit zu ruinieren, weil wir das grundlegendste Bedürfnis unseres Körpers und unserer Seele nicht vernünftig unter einen Hut bekommen mit den Zeitplänen der Schulen, der Kliniken, der Werkstätten und Büros.

Die gängigen Zeitpläne stammen aus dem 19. Jahrhundert. Vielleicht ist es höchste Zeit, ein paar Vorurteile aufzugeben und über ein paar Vorannahmen nachzudenken:

- Wer früh aufsteht, ist nicht unbedingt fleißiger als andere – sondern folgt vielleicht nur seiner inneren Uhr.
- Wer abends früh zu Bett geht, ist nicht unbedingt langweiliger als andere – auch der hat möglicherweise nur seine innere Uhr verstanden.
- Wer mitten in der Nacht für ein, zwei Stunden aufwacht und Zeitung liest, die Steuererklärung schreibt oder bügelt, hat nicht unbedingt eine Schlafstörung – sondern vielleicht einen eigenwilligen und sehr gerade deshalb sehr gesunden Schlafrhythmus.
- Wer sich während der Arbeitszeit ein paar Minuten Tiefschlaf gönnt, ist nicht faul – sondern weiß um die Geheimnisse des »Urquells der Energie«.

Jeder schläft anders. Wir können viel entspannter mit dem Schlaf sein, denn viele Schlafstörungen oder gar Schlafkrankheiten sind gar keine. Sie sind ganz normale Spielarten der menschlichen Natur, nur passen die Busfahrzeiten und Schulglocken, die Bürozeiten und unsere Vorstellungen vom perfekten Schlaf nicht immer dazu.

Vielleicht sind Schlafstörungen wie drückende Laufschuhe. Wenn die schmerzen, hat der Mensch keinen kranken Fuß, sondern den falschen Schuh.

Für uns heißt das: Es gibt unendlich viele Möglichkeiten, sich um den Schlaf zu bringen. Und auch unendlich viele Weisen, richtig gut zu schlafen. Wir müssen nur die finden, die zu uns passt.

Und ja, auch das: uns arrangieren mit den Dingen, die nicht zu ändern sind …

Wie unsere innere Uhr funktioniert

Nachtaktiv und morgenmuffelig? Vormittags im Leistungshoch, nach der Kantine im Schnitzelkoma, mit Kaffeedurst im Meeting, im freien Fall ins 5-Uhr-Loch und nach dem 20.15-Film wieder fit wie ein Turnschuh, so dass der Tiefschlaf warten muss? So oder ähnlich durchlebt jeder von uns die Hochs und Tiefs von Tag und Nacht. Dazu kommt die wunderbare Lebensfreude, die uns im Sommer einfach nicht müde werden lässt – und auf der anderen Seite dieses bleierne Gefühl, wenn sich nach vielen dunklen Monaten Mitte März ein letztes Mal mieser Schneematsch breitmacht.

Alles im Takt: Leben ist Rhythmus

Ganz klar: Mal sind wir fit und mal weniger. Der Mensch ist kein Roboter, der konstant auf dem gleichen Leistungsniveau läuft. Das ist kein Nachteil, im Gegenteil: Genau deshalb haben wir gute Ideen, kreative Gruppendynamik, gute Partys und die Fähigkeit, uns selbst zu heilen – und das auch noch, ohne es bewusst zu merken.

Dabei steuert unsere innere Uhr noch viel mehr als nur »fit« und »nicht so fit«. Jeder von uns kennt die Zeiten, zu denen er Hunger bekommt oder rauswill, um sich zu bewegen. Jeder weiß, um welche Zeit er am besten arbeiten kann, wann es ihn zur Kaffeemaschine zieht und wann er, darüber darf man ruhig auch mal sprechen, Lust auf Sex bekommt. Und manche von Ihnen wissen aus leidvoller Erfahrung auch, wann der Zahnarztbohrer besonders schmerzt und wann die Konzentration am Steuer so miserabel wird, dass man das Auto besser stehen lässt.

Erstaunlicherweise tickt unsere innere Uhr ziemlich genau. Viele von Ihnen mögen die Erfahrung teilen, jeden Morgen ein paar Sekunden vor dem Weckerklingeln aufzuwachen oder jeden Nachmittag gegen halb fünf einen müden Blick auf die Uhr zu werfen. Wie kann das sein?

Schauen wir uns jetzt näher an:

- Warum die innere Uhr ein Wecker ist
- Was hinter dem Phänomen Jetlag steckt
- Wo man die innere Uhr vermutete
- Wie man die innere Uhr schließlich fand und warum unterirdische Bunker und Mäusekäfige dabei eine Rolle spielten.

Die innere Uhr ist (leider) auch ein Wecker

Im Körper läuft den ganzen Tag über ein komplexes Zusammenspiel aus verschiedenen Stoffwechseln. Einer dieser Kreisläufe dreht sich um den Aufbau und Abbau von Schlafdruck. Je stärker der Schlafdruck, desto stärker das Ich-könnte-umfallen-und-sofort-einschlafen-Gefühl. Was ja irgendwann auch passiert, ob wir wollen oder nicht.

Während wir schlafen, baut sich der Schlafdruck ab. Und weil die meisten jeden Tag abends ungefähr zur gleichen Zeit einschlafen und am Morgen etwa zur gleichen Zeit aufstehen, pendeln sich die Vorgänge in unserem Körper darauf ein.

Falls Sie am Wochenende also immer um sechs Uhr aufwachen, obwohl Sie endlich ausschlafen könnten, stecken Ihre präzise getakteten Stoffwechselkreisläufe dahinter.

Die Präzision geht so weit, dass schon ungefähr zwei Stunden vor dem Weckerklingeln im Körper ein hormonelles Programm gestartet wird, das unseren Organismus langsam »hochfährt«. Das wurde experimentell längst nachgewiesen, das kennt jeder von Ihnen aber auch aus dem Alltag: Kündigen Sie einem Familienmitglied an, bis sechs Uhr schlafen zu dürfen, und wecken Sie es dann um diese Uhrzeit, sitzen Sie wahrscheinlich mit einem durchschnittlich gut gelaunten Mitmenschen am Frühstückstisch. Kündigen Sie aber die Möglichkeit zum Ausschlafen an und platzen Sie trotzdem fröhlich um sechs Uhr ins Schlafzimmer, werden Sie kein angenehmes Frühstück erleben. Ganz einfach deshalb, weil der komplette Chemiebaukasten des Körpers bei Ersterem schon auf Aufwachen umgestellt war – bei Letzterem aber nicht *(vgl. Grimm 2016, S. 43).*

Der Mensch ist nicht zum Fliegen gemacht

Noch eine Alltagserfahrung: Jetlag. Die ermüdende tagelange Einstellung auf eine andere Zeitzone kennt jeder, der schon einmal am Mittag ins Flugzeug Richtung Westen gestiegen und nach sechs Stunden an einem Ort von Bord gegangen ist, an dem dann gerade erst wieder Mittagszeit war.

Hinge der körpereigene Rhythmus nur vom Tag-Nacht-Wechsel ab, gäbe es keinen Jetlag. Weil im Körper aber unzählige Gene, Enzyme und Hormone beharrlich in ihrem alten Trott bleiben und sich nur ganz langsam auf die Umstellung einlassen, dauert der Jetlag jedes Mal so unangenehm lange. Pro überflogene Zeitzone ein Tag Anpassungszeit – so geht die Faustregel. Tatsächlich aber sind auch dann noch nicht alle Organe im Takt *(Spork 2016, S. 146):*

> »Wenn ein Mensch aus Europa nach New York reist, kommt sein Gehirn nach fünf Tagen an, seine Leber braucht zwei Wochen.«
>
> PETER SPORK

Es gibt also eine innere Uhr, die tickt ziemlich beharrlich und lässt sich nicht so leicht umstellen. Das wissen wir aus unserer Alltagserfahrung. Nur: Wie macht diese Uhr das? Und: Wo steckt sie eigentlich?

Auf der Suche nach der inneren Uhr

Das fragten sich Ärzte und Philosophen schon lange, und schon vor langer Zeit kamen sie auf ganz gute Ideen. So vermutete zum Beispiel der alte Grieche Alkmaion schon vor 2500 Jahren, dass sich unser Blut in der Nacht aus dem Gehirn in den Körper zurückzieht. Und dass uns das müde macht. Nun, ganz so ist es dann nicht, aber dass der Schlaf irgendetwas mit dem Gehirn zu tun hat, das war richtig gedacht.

Eine andere Idee ging so: Während des Tages verwandelt sich die verdaute Nahrung im Bauch in warme Dämpfe. Diese Dämpfe steigen in den Kopf auf und treffen oben auf das viel kühlere Gehirn, wo sie dann niederschlagen. Das wiederum unterbricht die Sinnesleitungen und löst so den Schlaf aus. Heute klingt die Idee, dass so etwas wie kondensierte Erbsensuppe im Hirn die Augen aus- und den Schlaf anschaltet, reichlich amüsant. Doch noch im 16. Jahrhundert schienen solche Ideen stichhaltig zu sein *(Fischer 2015, S. 71f.)*.

Vom Bunker ins All

Heute geht man die Suche nach der inneren Uhr natürlich viel wissenschaftlicher und systematischer an. Dabei spielen neben der Lust an wissenschaftlicher Erkenntnis ganz praktische Fragestellungen eine Rolle. Fragen, die in der heutigen Zeit global konkurrierende Staaten umtreiben und bei denen es einem durchaus unbehaglich werden kann:

- Was kann man tun, damit Soldaten nicht müde werden?
- Wie wirkt sich das fehlende Sonnenlicht auf Raumfahrer aus?

Es war eine Idee des israelischen Militärs, den Schlaf-Wach-Rhythmus einer Testgruppe von Soldaten auf insgesamt 30 Minuten zu takten. Konkret hieß das: Je 20 Minuten lang absolvierten die Soldaten Tests, dann wurden sie für 10 Minuten zum Schlafen geschickt. Nach dem Wecken ging es weiter mit 20-minütigen Tests, dann wieder: ab auf die Matratze, zehn Minuten lang.

Das Experiment endete, wenig erstaunlich, in einem Desaster. Weil der 30-Minuten-Rhythmus nichts, aber auch gar nichts mit dem natürlichen Wechsel von Tag und Nacht, mit dem natürlichen Aufbau und Abbau von Schlafdruck, mit dem natürlichen Hin und Her von Hunger und Verdauung zu tun hatte und es für die Teilnehmer keine Chance auf vernünftigen Tiefschlaf gab, waren die Soldaten nach kurzer

Zeit derartig fertig, dass das Experiment abgebrochen werden musste *(Roenneberg 2012, S. 50).* Fazit jedenfalls: Die Schlafdauer eines Menschen lässt sich nicht nach Belieben takten. Auch dann nicht, wenn dieser Mensch ein hart durchtrainierter Soldat ist.

Nach dem Ausflug zum Militär jetzt ein Abstecher in die Raumfahrt: Es war der US-amerikanischen NASA nicht entgangen, dass schon in den 1930er Jahren und noch einmal in den 1960er Jahren Schlafforscher sogenannte Bunkerexperimente durchgeführt hatten. Sie wollten sehen, ob ein Mensch ohne Kontakt zur Außenwelt, also abgeschnitten von Tag und Nacht, immer noch seiner inneren Uhr folgt oder ob diese Uhr dann den Geist aufgibt.

Die Experimente zeigten, dass die Uhr weitertickt. Etwas Ähnliches hatte man schon viel früher bei Pflanzen beobachtet, die auch dann noch ihre Blüten und Blätter auf- und zuklappten, wenn sie im Dunkeln standen.

Doch wie ganz genau tickt die Uhr weiter? Um das herauszufinden, schloss sich der Franzose Michel Siffre mit Unterstützung der NASA für 205 Tage in einer texanischen Höhle ein (»Midnight Cave«). Sein Selbstversuch und weitere Versuche in einer unterirdischen Isolationskammer beim Max-Planck-Institut im süddeutschen Andechs führten zu einem recht eindeutigen Ergebnis: Ja, die innere Uhr des Menschen läuft weiter, auch in der Isolation. Dass Siffre während des Versuchs psychisch schwer zu leiden hatte, steht auf einem anderen Blatt. Für die innere Uhr jedenfalls gilt:

Sie geht falsch: tendenziell zu langsam. Jede Runde dauert nur *ungefähr* 24 Stunden, bei manchen Menschen fast 25 Stunden.

Der Mensch tickt also nicht richtig. Und heute wissen wir: Das ist gut so. Unsere innere Uhr geht nämlich deshalb so ungenau, *damit* sie sich den Jahreszeiten flexibel anpassen kann. Oder auf Reisen. Sie synchronisiert sich mit dem Sonnenlicht. Jeden Tag aufs Neue.

Wie genau sie das wiederum macht, das blieb sehr lange im Dunkeln. Erst vor wenigen Jahren ist es gelungen, etwas Licht in diese Zusammenhänge zu bringen.

Wie Blinde den Tag sehen

Beginnen wir wieder mit einer Alltagserfahrung: Es gibt blinde Menschen, die wirklich überhaupt nichts sehen können, deren innere Uhr aber trotzdem funktioniert. Wie das? Andere komplett Blinde wiederum nehmen den Wechsel von Tag und Nacht überhaupt nicht wahr und laufen deshalb dauernd neben der Spur. Wenn ihr »innerer Tag« zum Beispiel 25 Stunden lang dauert, dann geraten sie innerhalb einer Woche um ganze sieben Stunden aus dem Rhythmus. Die Folge sind gravierende Schlafstörungen, die sich auch unter dem strengen Regiment eines immer zur gleichen Zeit klingelnden Weckers nicht eindämmen lassen.

Lange Zeit konnte man es sich nicht erklären, welches Sinnesorgan bei den blinden Menschen ohne Schlafstörung denn noch intakt sein könnte. Die Stäbchen funktionierten offenbar nicht – das sind die Rezeptoren, die auch bei schwachem Licht farblose Bilder auffangen können (was in grauer Vorzeit hilfreich war, wenn sich in der Dämmerung der Säbelzahntiger anschlich).

Bei blinden Menschen funktionieren auch die »Zäpfchen« nicht. Das sind Rezeptoren für unterschiedliche Farbspektren. Aus den Informationen von Stäbchen und den unterschiedlichen Zapfensorten puzzelt unser Gehirn in Echtzeit unser Bild der Welt zusammen. Wenn Stäbchen und Zäpfchen keine Eindrücke liefern – was ist es dann? So genau die Forscher auch suchten, sie fanden keinen weiteren Rezeptortyp.

Bis Russell Foster auf die Idee kam, Mäuse mit unterschiedlich veränderten Augen zu testen. Drei Mäusegruppen traten im großen Laufradtest an: Mäuse ohne Stäbchen, Mäuse ohne Zäpfchen und Mäuse ganz ohne Rezeptoren. Wie es zu erwarten war, lief die erste Mausgruppe immer zur gleichen Zeit im Laufrad. Ihre Augen synchronisierten die »Innenzeit« mit der »Außenzeit«. Das gleiche Ergebnis bei der zweiten Mausgruppe. Nun schien es doch logisch, dass die dritte Mausgruppe aus dem Takt geraten würde – so ganz ohne Sinneseindrücke von außen? Fehlanzeige. Die Mäuse liefen weiter zur gleichen Uhrzeit im Laufrad. Es musste doch etwas im Auge geben, das Licht sieht. Etwas ganz anderes. Jedenfalls kein unter dem Mikroskop sichtbarer Rezeptor.

Und das müsste doch genau das Gleiche sein, das es auch Blinden ermöglicht, den Tag zu »sehen«?

Was wir mit Spinat gemein haben

Was gefunden wurde: ein Opsin. Im Grunde also das gleiche Protein, mit dem auch Stäbchen und Zäpfchen arbeiten, wenn sie Lichtimpulse auffangen wollen. Übrigens auch das grüne Chlorophyll in den Blättern von Spinat, auch das ist ein Opsin. Nur sitzt dieses neu gefundene Opsin nicht in speziellen Rezeptoren, sondern in den Nervenzellen.

Diese Nervenzellen sind ganz besonders lang. Sie ziehen ihre Fortsätze über die gesamte Netzhaut, dann laufen alle Nerven zu einem dicken Strang zusammen: dem Sehnerv. Dieser Nerv läuft schnurstracks mitten ins Hirn. Und meldet dort, ob gerade die Sonne scheint oder eben nicht. Zur besseren Unterscheidung haben die Forscher das Tag-Nacht-Melde-Protein *Melanopsin* genannt. Also das *schwarze* Opsin, denn das griechische Wort *melanos* steht für schwarz.

Warum wir laufen sollten. Draußen.

Wer sich jetzt fragt, wo ganz genau der Sehnerv denn im Hirn ankommt und was dort mit den Tag-Nacht-Informationen passiert, der ist auf der genau richtigen Spur. Der hat unsere zentrale Schaltuhr gefunden: die *master clock.*

So klein wie Reis: die »master clock«

Sie besteht aus zwei kleinen Knoten von Nervenzellen, es sind insgesamt nicht mehr als etwa 20 000 Stück. Die Knoten sind nicht größer als zwei Reiskörner, sie liegen hinter unserer Nasenwurzel direkt über der Stelle, wo sich die beiden Sehnerven unserer Augen kreuzen, und heißen *Suprachiasmatische Nuclei.* Was sich natürlich kaum jemand merken möchte. Dann nehmen wir doch die Kurzform: SCN.

Zwei winzige Reiskörner im Hirn sorgen also dafür, dass wir nach einem schönen Lauf in der Morgensonne am Abend gut schlafen können.

Umgekehrt: dass wir nach einer Woche Dauerarbeit im schlecht beleuchteten Büro nicht nur wegen der Überstunden müde sind, sondern zusätzlich eben *nicht* schlafen können. Weil unsere *master clock* keine Lichtinformationen bekommen hat und deshalb keinen Schimmer hat, ob sie dem Organismus jetzt den Befehl zum Aufwachen oder Einschlafen geben soll.

Wie groß die Macht unserer *master clock* ist, zeigt sich zum Beispiel bei Menschen, deren SCN durch einen Unfall verletzt wurde. Wird das Schrittmachersystem verletzt oder entfernt, klappt es mit dem Schlafen nicht mehr, zusätzlich geraten viele rhythmische Abläufe im Körper aus dem Takt.

Ein gesundes SCN aber scannt permanent den gesamten Körper: Wie steht es um die Hormone, was machen Gene und Nerven, was ist bei den Enzymen los? Diese Informationen werden mit den Informationen über die Lage draußen – sehr hell? mittelhell? dunkel? – abgeglichen und im Schrittmachersystem verarbeitet.

Laufen die Mechanismen im Körper rund, verfügt die *master clock* über die Fähigkeit, alle Vorgänge so zu messen, zu synchronisieren und zu verändern, dass wir uns gut fühlen: Körpertemperatur rauf oder runter; Hunger und Durst, Lust auf Sex rauf oder runter. Hormonbedarf? Bitte schön. Lust auf Bewegung? Schlafdruck? Hellwach? All das wird von zwei reiskorngroßen Nervenbündeln im Hirn gesteuert.

Aufgepasst? Dann haben Sie die entscheidende Information mitgenommen: »schöner Lauf in der Morgensonne«. Heißt für uns alle: Wir müssen raus. Am besten schon in die Morgensonne. Am besten mit Laufschuhen. Die Trias der Heilung, das Geheimnis von *forever young* – Bewegung, Ernährung, Denken – funktioniert nur im Zusammenspiel mit dem Sonnenlicht.

Das bestätigte eine Studie der Uni Michigan: Wer sich tagsüber im Sonnenlicht aufhält, geht früher ins Bett und schläft dann länger. Mehrfacher Nutzen: mehr Sonnenvitamin D, mehr Schlafhormon in der Nacht. Und wegen der längeren Nacht auch mehr Wachstumshormon – das wichtigste Heilhormon überhaupt *(Behrens 2016)*.

Bewegung ist also richtig. Bewegung draußen ist noch viel richtiger. Wer in der Nacht schlafen will, muss im Sonnenlicht laufen!

Ein ganzes Netz aus Uhren

Die Vorstellung einer einzigen, zentralen *master clock* im Hirn passt gut zu unserer Erfahrung, dass immer ein Chef sagen muss, was zu tun ist. Nur … davon ist man in der Wirtschaft auch schon wieder weggekommen. Heute versucht man, in Netzwerken zu arbeiten.

Und weil Wissenschaft dazu neigt, bei jeder beliebigen Fragestellung das derzeit gültige Menschenbild mit abzubilden, ist man erst vor kurzem darauf gekommen, dass es neben der einen *master clock* im Körper noch viel mehr Uhren geben könnte. Ein ganzes Netz!

Und siehe da: So ist es. Heute wissen wir, dass alles in unserem Körper einer eigenen Uhr folgt: Organe wie die Leber oder Nieren haben eigene Uhren (die übrigens viel mehr auf die Frequenz von Essen und Nicht-Essen eingestellt sind als auf den Rhythmus von Tag und Nacht, dazu später mehr). Unsere Fettpölsterchen und Muskeln haben eigene Uhren, der Darm und die Bauchspeicheldrüse haben eigene Uhren. Und mehr noch: In jeder einzelnen Zelle steckt eine Uhr. Manche Uhren ticken synchron, andere wechseln sich in ihrer Aktivität ab, wieder andere laufen völlig autark.

Wir können uns die vielen schwingenden Systeme in unserem Körper vorstellen wie ein großes Konzert. Taktgeber ist die Sonne. Und je besser wir uns versorgen mit genetisch korrekter Ernährung, je mehr wir unserem natürlichen Bewegungsdrang Zeit und Raum geben und je sensibler wir unseren natürlichen Tempowechseln lauschen – Anspannung, Entspannung –, desto *gesünder* sind wir. Oder sagen wir doch gleich: *glücklich.* Denn darum geht es doch eigentlich.

Kein Schlaf ohne Eiweiß

Die *master clock* haben wir jetzt gefunden und eingesehen, dass sie nur mit Sonnenlicht funktioniert. Sich jeden Tag korrekt einstellt, wenn wir draußen sind und (hoffentlich) laufen. Der winzige SCN hinter unserer Nasenwurzel ist aber nur ein kleines Element in einem großen, komplexen Zusammenspiel, das außer Sonne noch etwas ganz anderes außerordentlich dringend braucht, wenn Sie jemals schlafen wollen. Das Wunder Tiefschlaf erleben. Was das ist?

Eiweiß.

Dazu gleich mehr. Der eigentliche Witz des SCN besteht nun darin, dass es einmal quer durchs Hirn funken kann, mitten hinein ins Zentrum. Da sitzt die Zirbeldrüse, ein ziemlich absonderliches Organ, von Medizinern auch Epiphyse oder Pinealorgan genannt. Anders als viele andere unserer Hirnbereiche, die sich einigermaßen symmetrisch auf die rechte und linke Hirnhälfte verteilen, sitzt die Zirbeldrüse in der Mitte und ist nur ein einziges Mal vorhanden. Denker der Aufklärung wie René Descartes glaubten deshalb, dass hier der Sitz der Seele sein müsste.

Von diesem Glauben kam man im Laufe der Zeit wieder ab, doch bis in die 1950er Jahre hinein blieb die Funktion der Zierbeldrüse schleierhaft. Manche Wissenschaftler meinten sogar, dass es sich um ein Zellgebilde handelt, welches sich zwar im Zuge der Evolution des Menschen entwickelt habe, dann aber nutzlos geworden sei. Ähnlich wie das Steißbein, das in grauer Vorzeit einmal ein Schweif gewesen ist.

Beim direkten Vergleich des menschlichen Gehirns mit den Hirnen von Wirbeltieren, Fischen und Reptilien erkannte man schließlich den Ursprung der Zirbeldrüse: Es handelt sich um eine Art *drittes Auge.* Bei Fischen, Amphibien und Reptilien dient es immer noch als Lichtsinnesorgan. Beim Menschen hat sich dieses dritte Auge von einem Sinnesorgan zu einer Hormondrüse weiterentwickelt. Ob es nun Tag ist oder Nacht, diese Info bekommt sie von der *master clock* und produziert dann das Hormon, das bei jedem von uns ganz zentral den Schlaf regelt. Den Schlafablauf: Es ist Melatonin. Das wichtigste Hormon, wenn es um Schlafen geht.

Wunderhormon Melatonin

Bei Sonnenaufgang registriert Melanopsin also im Auge: Licht! Schon sendet es über den Sehnerv Alarm zur *master clock,* diese wiederum funkt den Alarm weiter zur Zirbeldrüse, und dort klingelt es dann zur großen Pause. Alle Enzyme schalten auf Stillstand, die für den letzten Umwandlungsschritt hin zum Melatonin verantwortlich sind. Solange weiter die Info »Licht!« über die Augen bis zur Zirbeldrüse gefunkt wird, solange ist Pause mit der Produktion unseres Schlafhormons.

Unseres Schlafhormons Melatonin. Das aus Serotonin entsteht. Und das wiederum aus Tryptophan. Eiweiß! Natürlich kennen Sie sich hier längst aus.

So baut der Körper Schlafhormon

Das wichtigste Baumaterial für die Herstellung von Melatonin ist Tryptophan, eine Aminosäure. Besonders proteinreiche Nahrungsmittel wie Fisch und Fleisch, Nüsse und Samen sowie Eier enthalten viel Tryptophan. In vier Schritten wird es in Melatonin umgebaut. Nach dem zweiten Schritt entsteht zunächst Serotonin, der Stoff, der gute Laune verbreitet. Jeder der vier Umwandlungsschritte ist auf die richtigen Enzyme angewiesen. Sie können ihre Aufgabe jedoch nur vollbringen, wenn auch die passenden Wirkstoffe vorhanden sind: Vitamin B_3, B_6 und B_{12}, Magnesium, Pantothensäure, alpha-Liponsäure, Betain und Folsäure. Fehlt auch nur ein Wirkstoff, kann noch so viel Tryptophan vorhanden sein, der Körper wird es nicht in Melatonin umwandeln können. Spannend: Die Zellen der Zirbeldrüse können Baumaterial und auch die Zwischenprodukte des Melatoninstoffwechsels speichern. Daher ist die Serotoninkonzentration in der Epiphyse 100-mal höher als in anderen Regionen des Gehirns.

Nun gab es bei der Entstehung des Lebens auf der Erde noch keine Smartphones und keine Fernseher. Und so konnte im Laufe der Evolution auch kein Sinnesorgan entwickelt werden, das elektrisches Flimmern von Sonnenlicht unterscheiden kann. Was dazu führt, dass unsere *master clock* glaubt, es sei heller Tag, solange wir auf einen Monitor schauen. Und sei es mitten in der Nacht.

Unser nächtlicher Zeitvertreib auf Facebook oder vor RTL ist also nichts anderes als Melatoninvertreibung. Und damit Schlafvertreibung. Denn ist der Melatoninspiegel nachts zu niedrig, wird es schwierig mit dem Schlafen.

Deshalb: Licht aus. Oder zumindest: Schlafbrille an! Nur so können wir unser Melanopsin, unsere *master clock* und unsere Zirbeldrüse davon überzeugen, dass jetzt wirklich Nacht ist und höchste Zeit, das Schlafhormon wieder auszuschütten. Schluss mit der Produktionspause in Sachen Melatonin.

Die Zirbeldrüse ist übrigens eins der Organe, das ganz besonders stark durchblutet wird. Werden muss! Denn was hier passiert, das braucht eine extrem gute Versorgung mit Nährstoffen und Sauerstoff. Kommt alles über das Blut, wenn der Mensch, ja wenn er sich so ernährt hat, dass da auch etwas ist, was über das Blut angeliefert werden kann. »Wo nix ist, Bub, da kannst auch nix erwarten!«, hat meine Mutter immer gesagt. Wie recht sie hatte.

Gut schlafen können wir also, wenn die Melatoninproduktion funktioniert. Und die funktioniert, wenn das richtige Baumaterial vorhanden ist, außerdem die richtigen Signale kommen und die richtigen Bautrupps bereitstehen für die Arbeitsschritte von Tryptophan über Serotonin zu Melatonin: Enzyme.

Und wie bekommen wir das richtige Baumaterial? Indem wir Tryptophan auf unseren Speiseplan setzen. Die Aminosäure ist reichlich vorhanden in Fisch, Fleisch und Eiern, in Nüssen und Samen. In vier Schritten wird es in Melatonin umgebaut.

Wenn Sie schlafen wollen, brauchen Sie Eiweiß. Viel Eiweiß und das richtige Eiweiß. Nun ja: Das ist der Pharmaindustrie dann auch aufgefallen. Und mehr noch: Melatonin kann tatsächlich noch mehr.

Melatonin als Droge?

In den USA war Melatonin vor ein paar Jahren eine Modedroge. Man hat diesem Hormon wundersame Wirkungen zugeschrieben. Dieser Hype ist schnell verpufft. Dennoch: Er hat die Forschung angestoßen, beflügelt. So, dass wir heute ein neu erwachtes Interesse an diesem

Schlafhormon registrieren können. Man braucht nur die wissenschaftliche Literatur zu sichten:

- **Melatonin ist ein perfektes Antioxidans.** Es neutralisiert freie Radikale, ohne dabei selbst zum Radikal zu werden (das ist der Schwachpunkt von Beta-Carotin, wenn es ohne Vitamin C eingenommen wird).
- **Es ist sehr potent.** Wesentlich wirksamer als Vitamin C und Vitamin E.
- **Es ist global,** also im ganzen Körper wirksam, also auch im Gehirn.
- **Es ist ungiftig** und kann als Kapsel eingenommen werden. Muss also nicht gespritzt werden.

Aber bleiben wir bei der wesentlichen, der Schlafwirkung. Wesentlich deshalb, weil wir das physisch und psychisch merken. Die physische, die zellschützende Wirkung merkt man erst viele Jahre später. Die psychische aber sofort, wie mir eine überglückliche Tochter schreibt.

> *»Vor ein paar Wochen war ich mit meiner Mutter bei Ihnen in der Praxis. Es geht ihr blendend. Meine Mutter ist wieder glücklich und wieder voller Elan. Heute Morgen zwitscherte sie mir ins Telefon, dass sie Ihnen so dankbar sei. Und gar nicht verstehen kann, wie ihre Freundin zwei Mal am Tag immer diese Pappbrötchen essen könne!«*

Die Dame mit ihren knapp 80 Jahren steht mir noch deutlich vor Augen: mit Übergewicht, Bluthochdruck und Atemnot litt sie fast selbstverständlich auch unter schlechtem Schlaf. Das Gesamtbild hatte recht wenig mit »glücklich und voller Elan« zu tun. Wie sich das so schnell ändern kann? Einfach. Weiß im Grunde jeder Arzt.

- Genetisch korrekte Kost, dadurch rasche Gewichtsabnahme. Noch einfacher gesagt: Keine Brötchen mehr, keine Nudeln mehr, keine Kohlenhydrate mehr. Gar keine.

- Blutanalyse. Optimierung der Werte. Auch hier, einfacher gesagt: Dringend notwendige Vitamine, Spurenelemente und vor allem Eiweiße auffüllen. Nach vielen Dekaden »Pappbrötchen«, Kuchen und Co. drastisch auffüllen.

War in diesem Fall kinderleicht. Weil wie bei so vielen Patienten ein wirklich scheußliches Aminogramm vorlag. Die zentrale Blutmessung, wenn es um Lebensglück und Lebensenergie geht. Spricht sich langsam herum, wie ich höre. Wer schlafen will, muss Eiweiß essen.

Besser schlafen – besser denken

Verstanden: Wer gut isst, der schläft gut. Auch verstanden: Wer sich in der Sonne bewegt, der schläft gut. Gilt nun auch: Wer sein Oberstübchen aufräumt, der schläft gut?

»Funktional betrunken«

Freilich ist das so. Mit einem »Grübelkarussell« im Kopf kann niemand schlafen. Viele von Ihnen wissen das aus leidvoller Erfahrung. Dass auch das umgekehrte Prinzip gilt – dass also Schlafmangel ein Karussell im Kopf anstellt, einfacher gesagt, dass Schlafmangel blöd macht –, das wissen viele von Ihnen noch nicht.

Eine kanadische Studie zeichnete ein drastisches Bild: Im Schnitt sei jeder unausgeschlafene Mensch schon an einem normalen Freitag vor lauter Müdigkeit »borderline retarded«. Heißt: »grenzdebil« *(Grimm 2016, S. 33)*.

Dieser Befund ist nicht übertrieben: Schlafentzug wirkt sich ganz klar auf unsere Leistungsfähigkeit aus: »Es dauert nicht viele Tage mit zu wenig Schlaf, bis man funktional betrunken ist«, formuliert es die Schlafwissenschaftlerin Olivia Walch aus Michigan. Viele Menschen glauben zwar, dass sie ihre Aufgaben noch wunderbar erledigen können: »Die Leistung lässt nach, aber die eigene Wahrnehmung der Leistung nicht.« Das kann ziemlich gefährlich sein *(Behrens 2016)*. Der Spiegel (43/2017) drückt es noch deutlicher aus:

> **»Schlafentzug wirkt ähnlich wie eine Alkoholsause. Wer übermüdet ist, benimmt sich wie ein Besoffener: irrational, leicht beeinflussbar, risikofreudig, unkonzentriert, teils mit Tunnelblick und Wortfindungsstörungen.«**
>
> HILMAR SCHMUNDT

Wer nicht schläft, wird dumm

»Funktional betrunken« – das sollten wir sehr ernst nehmen. Tatsächlich passieren die meisten Verkehrsunfälle um vier Uhr in der Früh, wenn wir besonders deppert vorm Lenkrad hängen und zu Sekundenschlaf neigen. »Wir wissen, dass sich eine Nacht ohne Schlaf so ähnlich anfühlt wie ein Promille«, bestätigt Schlafforscher Peter Zulley *(Ringleben 2014).* Automobilhersteller haben auf diese Erkenntnis längst reagiert. Heute sind in besonders gut ausgestatteten Wagen oft auch Assistenzsysteme im Einsatz, die dann Alarm schlagen, wenn der Fahrer Anzeichen von Schläfrigkeit zeigt.

Bei schlechtem Schlaf sinkt die Leistungsfähigkeit unseres Gedächtnisses, die Qualität unserer Entscheidungsfähigkeit bricht drastisch ein. Dass durch menschliches Versagen verursachte Katastrophen (denken wir nur an Tschernobyl) oft in den frühen Morgenstunden stattfinden, ist vorhersehbar.

Also: Schlafen rettet Leben. Schlafen macht schlau. Wer besser denken will, muss besser schlafen. Es führt kein Weg daran vorbei.

Schlafmangel macht krank

Deutschland schläft schlecht. Deutschland schläft auch zu wenig. Mit rund sieben Stunden und 45 Minuten Schlaf pro Nacht liegen wir unterhalb des weltweiten Durchschnitts. Das zeigte eine Studie der Universität Michigan, die via App das Schlafverhalten Tausender Teilnehmer in 20 Ländern vermessen hat.

Wann wir zu Bett gehen, das hängt offenbar davon ab, wie wir mit anderen Menschen zusammenleben. Und weil uns das Zusammensein wichtig ist, verschieben wir die Bettzeit nach hinten, auch wenn das unserem Rhythmus widerspricht. Wann wir aber aufstehen, das reguliert unsere eigene innere Uhr. So kommt es, dass wir tendenziell zu spät ins Bett gehen, trotzdem aber verhältnismäßig früh aufwachen und so von Tag zu Tag mehr Fehlstunden auf der Matratze ansammeln, was auf lange Sicht gravierende Folgen hat: Unsere Chronobiologie kann komplett aus dem Takt geraten.

Und? Wie viel Schlaf brauchen wir nun?

Laut der genannten Studie aus Michigan schlafen Männer mittleren Alters am wenigsten, das heißt weniger als die häufig empfohlenen sieben bis acht Stunden pro Nacht. Frauen mittleren Alters schlafen durchschnittlich etwa 30 Minuten länger als Männer.

Ihr Alltag freilich mag ganz anders aussehen. Jedem von uns bleibt nichts anderes übrig, als auszuprobieren, wann und wie genau wir am besten so schlafen, dass wir uns in der Nacht wohlfühlen. Und wohlfühlen bei Tage.

Es ist die Mühe wert, hier Zeit und Energie zu investieren. Denn wir zahlen einen hohen Preis für schlechten Schlaf. Die Universität in

Pennsylvania hat Schlaf- und Gesundheitsdaten von 130 000 Menschen gesammelt. Und konnte zeigen: Sogar bei leichten Störungen des Schlafes erhöht sich das Risiko

- für Übergewicht um 35 Prozent,
- für Diabetes um 54 Prozent,
- für Herz-Kreislauf-Erkrankungen (Infarkt etc.) um 98 Prozent, für Schlaganfall um 50 Prozent.

Wer hätte das gewusst? Wer hätte das gedacht? Dass schon leichte Schlafstörungen so drastische körperliche Auswirkung haben können?

Das zeigt uns wieder, dass man Menschen ganzheitlich behandeln muss. Also beim Infarkt auch nach dem Schlaf fragen muss. Heißt übersetzt in die Molekularmedizin: Das die Blutanalyse, also das Netz, das wir auswerfen, möglichst groß und feinmaschig sein sollte. Also viele, viele Blutwerte umfassen sollte.

Sobald wir die Defizite exakt kennen, haben wir einen Hebel. Eiweiß hoch, Tryptophan hoch, Glückshormon Serotonin hoch, Schlafhormon hoch – dann klappt's auch mit dem Heilschlaf. Und dann purzeln die Kilos von ganz allein. Was wiederum den Schlaf verbessert. Ein »Glückskreis« – seltsam, dass dieses Gegenstück zum »Teufelskreis« in der deutschen Sprache gar nicht vorgesehen ist …

Schlaflosigkeit macht dick – und dicker Bauch schläft schlecht

Jedenfalls: Sobald Sie Fett abbauen, Körperfett verbrennen, schlanker werden, machen Sie eine seltsame Beobachtung. Halt, stopp, es sind zwei Dinge, die auffallen:

Plötzlich haben Sie mehr Energie.

Mehr Lebensenergie. Mehr Antrieb. Sobald durch No Carb die Fettverbrennung nicht etwa nur angekurbelt, sondern einfach erlaubt wird (die ist von der Natur kostenlos eingebaut), sinkt der Insulinspiegel. Daraufhin steigen Energielevel und Bewegungsdrang. Lust am Laufen!

Die Reihenfolge ist wirklich wichtig: Wer stark übergewichtig ist und meint, jetzt nolens volens laufen zu gehen, sollte nochmal nachdenken. Wäre es nicht viel sinnvoller, zuerst Fett abzubauen? Zuerst den Insulinspiegel zu senken? Dann wäre die Energie schon da und der innere Schweinehund schon besiegt. Von ganz allein. Und die Knie danken es auch, wenn sie statt 120 nur 90 Kilo schleppen müssen.

Die zweite Beobachtung betrifft den Schlaf: Sobald durch No Carb der Insulinspiegel sinkt, wird auch der Schlaf besser. Kann man im Schlaflabor nachweisen: Die Schlafrhythmen werden entspannter und tiefer.

Lassen Sie uns jetzt folgenden Fragen nachgehen:

- Schlank im Schlaf? Geht das?
- Wirkt Schlafentzug wirklich wie Cannabis? Und warum?
- Warum bleibt übergewichtigen Menschen im Schlaf die Luft weg? Und was kann man dagegen tun?

Schlank im Schlaf? Stimmt das?

Das hat der französische Physiologe Jacques Le Magnen umgekehrt bei seinen Ratten gezeigt: Er hat ihnen Insulin infundiert und daraufhin den natürlichen Schlaf verkürzt und damit deren wache Zeit und leider auch Fresszeit verlängert: Die Tiere wurden fett.

Mehr Energie, mehr tiefer Schlaf durch No Carb. Was steckt dahinter?

Viele Abläufe im menschlichen Körper verändern sich im Verlauf von 24 Stunden. Das Gehirn, der Darm, das Nervensystem, das Immunsystem, die Muskulatur und viele weitere Organe zeigen tagsüber andere Aktivitätsmuster als nachts. Auch die Zusammensetzung der Botenstoffe und der Spiegel verschiedener Hormone, der Energiestoffwechsel und die Körpertemperatur sind von der Tageszeit abhängig.

Während der Nacht wird der Blutzucker- und Insulinspiegel konstant gehalten, damit der Schlaf nicht durch Hunger gestört wird. So kommt es, dass ein schlafender Mensch zwar etwa genauso viel Energie verbrennt wie ein wacher Mensch, dabei aber weder isst noch trinkt und nach einem guten Nachtschlaf außerdem mit wenig Hunger aufwacht. Schlank im Schlaf ist also mitnichten eine moderne Erfindung – dieser Trick ist bereits in unserem Organismus eingebaut.

Eigentlich ist unser Cortisolspiegel abends und nachts niedrig und steigt zum Morgen hin an. Damit wird das Herz-Kreislauf-System in Schwung gebracht, genauso wie der Energiestoffwechsel – ideal zum Aufwachen.

Bei Schlafmangel allerdings steigt die Produktion unseres Stresshormons. Cortisol erhöht den Blutzuckerspiegel. Die Folge – es wird mehr Insulin produziert. Die nächste Folge: Ein erhöhter Insulinspiegel überfordert die Zellen, führt letztendlich zur Insulinresistenz vor allem in den Zellen der Muskulatur, der Leber und des Fettgewebes.

Bereits eine Nacht mit Schlafmangel kann die Insulinresistenz erhöhen. Ein wichtiger Punkt, denn die Fähigkeit der Zellen, gut oder weniger gut klarzukommen mit Insulin, ist direkt abhängig vom Schlaf der letzten Nacht. Ein einziger Langstreckenflug in eine merklich andere Zeitzone oder ein einziger Nachtdienst bringen den Rhythmus der Hormone durcheinander und können das Risiko für die Entwicklung eines Typ-2-Diabetes erhöhen.

In einer Studie in den USA wurde festgestellt, dass Menschen, die nur fünf Stunden in der Nacht schlafen, ein dreifach erhöhtes Risiko für Typ-2-Diabetes haben. Selbst bei einer durchschnittlichen Schlafzeit von sechs Stunden ist das Risiko immer noch zweifach erhöht im Vergleich zu denen, die bis zu acht Stunden lang schlummern. Interessanterweise wiesen Personen mit Einschlaf- oder Durchschlafstörungen kein erhöhtes Risiko für Typ-2-Diabetes auf.

Für alle aber gilt: Schlafmangel macht dick. Und Schlaf macht schlank. Einfach so.

Warum Schlafentzug wie Cannabis wirkt

Schon gewusst? Schlafentzug in einer einzigen Nacht kann eine ähnliche Wirkung haben wie Cannabis. Medizinisch ganz leicht zu erklären und nicht zur Nachahmung empfohlen. Die Sache geht so:

Bei Schlafmangel wird auch Leptin zur Mangelware. Leptin ist das Hormon, das unser Hungergefühl reguliert. Liegt der Leptinspiegel niedrig, wollen wir essen. Liegt der Leptinspiegel hoch, sind wir satt. Bei niedrigem Leptinspiegel, also Hunger, wird gleichzeitig das Magenhormon Ghrelin hergestellt, das den Appetit anregt. Zusätzlich ergießen sich im Gehirn weitere Botenstoffe, die Lust auf Essen machen: Endocannabinoide.

Hellhörig geworden? Richtig. Es handelt es sich um körpereigene, cannabisähnliche Botenstoffe. Wer sich jemals – Sie natürlich nicht! – nach dem Konsum von Cannabis vor der Geheimkiste mit dem Schokoladenvorrat wiedergefunden hat, der hat schlicht und ergreifend eine Molekülverwechslung erlebt. Der echte Cannabis hat sich im Körper an die Stelle der Endocannabinoide gesetzt. Und einen Fressanfall ausgelöst. Einer von vielen Gründen, lieber auf das eigene Original zu setzen als auf die nicht ungefährliche Droge.

Das ist also der Grund, warum uns nach einer durchwachten oder einfach nur schlechten Nacht am Morgen das Croissant mehr anlacht als das Spiegelei mit Speck. Weil wir zusätzlich vor lauter Müdigkeit weder Lust auf den morgendlichen Lauf haben noch auf irgendetwas, das anstrengender ist als Dösen, stecken wir in einem Teufelskreis fest: Lust auf Carbs und keine Lust, Carbs zu verbrennen.

Machen wir wieder einen Glückskreis daraus. Mehr schlafen, länger schlafen, tiefer schlafen. Mit Lust bewegen. Und schon verabschiedet sich das vermaledeite Hüftgold fast von allein. Wetten?

Atemlos durch die Nacht

Weil das Thema so wichtig ist und so wenig bekannt, nun vom Thema Übergewicht ein Kurztrip zum Thema Atmen. Tagesmüdigkeit, Kopfschmerzen, Sekundenschlaf am Tag und Schnarchen in der Nacht – das alles können Anzeichen sein für Atemaussetzer im Schlaf, in der Fachsprache Schlafapnoe-Syndrom genannt, kurz SAS.

Kurze Atemaussetzer während des Einschlafens und des REM-Schlafs sind natürlich und kommen recht häufig vor. Wenn die Atmung jedoch während der Tiefschlafphasen aussetzt, mit Atempausen von mehr als zehn Sekunden, und das fünfmal pro Schlafstunde oder mehr, dann ist gesunder und erholsamer Schlaf nicht mehr möglich. Die unzureichende Sauerstoffversorgung und die steigende Kohlendioxidkonzentration im Blut lösen Großalarm aus.

Gut so! Der Atemlose wacht aus dem Tiefschlaf auf und beginnt wieder zu atmen. Überleben glücklich gesichert, Schlaf empfindlich gestört. Gemerkt hat der Betroffene typischerweise gar nichts. Die meisten bekommen ihre Atemaussetzer nicht bewusst mit, wundern sich nur, warum sie sich trotz langer Schlafphasen immer noch fühlen wie gerädert.

Warum passiert das? Zwei Gründe: Der seltenen Form der Schlafapnoe liegt eine Schädigung des Nervensystems zugrunde, das die Atmung steuert. Zumeist tritt die Störung zusammen mit neurologischen Gehirnerkrankungen auf.

Bei der häufigeren Form der nächtlichen Atemaussetzer entspannen sich Rachen- und Zungengrundmuskulatur so stark, dass sie die Luftwege zudrücken. Oder die Betroffenen sind so übergewichtig, dass Fettablagerungen im Rachen und in der Zunge die Luftwege dichtmachen.

In Europa leiden drei bis sieben Prozent der Männer und zwei bis fünf Prozent der Frauen unter den Sauerstoffengpässen. Betroffene sind häufig übergewichtig und älter als 40 Jahre. In den USA liegen die Zahlen höher, ganz einfach deshalb, weil dort mehr Menschen zu viele Kilos mit sich herumtragen. 13 Prozent der US-amerikanischen Männer und sechs Prozent der Frauen schlafen schlecht, weil sie nachts nicht richtig atmen können. Übergewicht ist somit einer der Hauptrisikofaktoren für nächtliche Aussetzer der Atmung.

Andere Gründe können Nasenscheidewandverkrümmungen, Nasenpolypen, chronischer Schnupfen oder Nasennebenhöhlenentzündungen sein. Darüber hinaus erhöhen auch Medikamente wie Schlafmittel und Antihistaminika, Alkohol und Rauchen das Risiko für Atemprobleme während des Tiefschlafs, da sie die Rachenmuskulatur erschlaffen lassen und so die Luft beim Einströmen stören.

Wo auch immer die Ursache liegt – Schlafapnoe ist ein ernst zu nehmendes Gesundheitsproblem. Schlechte Sauerstoffversorgung schadet allen Organen, ja, auch dem Herzen, auch dem Gehirn. Es kann zu

Bluthochdruck mit nächtlichen Blutdruckspitzen kommen, die Risiken für Herzinfarkt oder Schlaganfall steigen an, möglich sind Herzrhythmusstörungen, Depressionen, Angstzustände, sogar Impotenz.

Gründe genug, den Grund der Störung herauszufinden. Und zu beheben. Oft, sehr oft ist es ja einfach nur … Übergewicht.

Schlechter Schlaf schadet dem Herzen – und Herzstolpern hält wach

Medizinischer Alltag: Erhöhter Blutdruck seit einem Jahr, laut Kardiologe essenziell. Heißt im Klartext: »Sorry, die Ursache kennen wir nicht. Das ist eben so.« Dann kommt, was in einer Klinik kommen muss: Betablocker. Die die Patientin überhaupt nicht verträgt. Lassen wir sie selbst zu Wort kommen:

> *»Blutdruck im Durchschnitt 160/105 mm HG, ich wog 89 kg bei 174 cm. Ich hatte mich sechs Monate nicht getraut, ins Bett zu legen, sondern habe im Sitzen geschlafen auf dem Sofa. Am Morgen bin ich aufgewacht mit Herzrasen und innerem Klopfen. Heute wiege ich 71,5 kg (und die restlichen 10 bekomme ich locker weg). Mein Blutdruck bewegt sich bei 130/80 mm HG. Ich sprinte wieder die Treppen hoch. Ich weiß gar nicht mehr, wann ich mich das letzte Mal so gut und fit fühlte. Ich schlafe wieder normal im Bett.«*

So viel zu dem Befund *essenzieller Bluthochdruck*. »Ursache unbekannt. Kann man nichts machen. Sie brauchen Tabletten.« Alles falsch! Sage nicht ich, sagt die Patientin. Und ist einfach wieder gesund. Mehr wollte die gar nicht.

Frohmedizin statt Drohmedizin

Was war passiert? Der durch den Schlafmangel erhöhte Cortisolspiegel wirkt sich direkt auf das Herz-Kreislauf-System aus. Es erhöht den Blutdruck und die Herzschlagfrequenz, sogar die Kontraktionsfähigkeit des Herzens verändert sich. Mangelhafter Schlaf lässt außerdem die Schilddrüsenhormone FT3 und FT4 ansteigen, was den gesamten Stoffwechsel durcheinanderbringt. Abläufe, die nachts gedrosselt werden müssten, bleiben weiter aktiv. Die Pumpe rast. Auf Dauer führt das zu Herz-Kreislauf-Erkrankungen.

Und mehr noch: Wer zu wenig schläft, produziert zu wenig Wachstumshormon. Das kann also in der Nacht den Körper nicht so aufräumen, wie es eigentlich notwendig ist. Die Folge sind Entzündungen. Überall viele kleine Entzündungen. Auch an den Innenwänden der Blutgefäße. Die Innenwände werden rau. Wie Treibholz bei Hochwasser bleibt an diesen rauen Stellen dann Cholesterin hängen, sammelt sich, stapelt sich auf – und schon sind die Blutgefäße eng. Zu eng. Es kommt zu Arteriosklerose. Die verengten Blutgefäße lassen den Blutdruck weiter steigen. Und schon ist es da, das erhöhte Risiko für Herzinfarkt und Schlaganfall. Signifikant.

Schlaftabletten sind keine Lösung, sie werden vor Übergewicht, Diabetes, Depression und Burnout oder erhöhter Infektionsanfälligkeit nicht schützen, denn sie beheben die zugrundeliegenden Probleme nicht.

Und was war nochmal das erste zugrundeliegende Problem? Ach ja: Übergewicht. Was sich mit Pappbrötchenentzug, also No Carb, ziemlich schnell in den Griff bekommen lässt. Und mit Schlaf. Schon mal versucht?

Wenn die Seele nicht zur Ruhe kommt

Wir haben gesehen, dass Schlaflosigkeit dick macht – und dass Übergewicht ein massiver Schlafstörer ist. Teufelskreis. Dann das Herz: Wer nicht schlafen kann, schadet seinem Herzen – und ein krankes Herz bringt den Menschen um den Schlaf. Wieder ein Teufelskreis.

Nun ein dritter: Wer depressiv ist, findet typischerweise keinen Schlaf – und wer nicht schläft, dem sinkt die Stimmung in den Keller. Was immer so harmlos klingt, so, als könne derjenige gleich wieder herausspringen. Ein bisschen Urlaub, ein bisschen Schokolade, ein bisschen guter Wille werden es doch richten? Nein, so harmlos ist eine Depression nicht. Wer wirklich an einer Depression erkrankt ist, der schwebt in Lebensgefahr. Stichwort Suizid. Der braucht professionelle Hilfe.

Warum ein depressives Hirn nicht schläft

Depression ist eine so komplexe Angelegenheit, dass wir an dieser Stelle nur ein wenig an der Oberfläche kratzen können. Was passiert da?

Viele Wege führen vom Schlafmangel zur Depression – und zurück. Wer schlecht oder gar nicht schläft, bei dem läuft eine Menge Stresshormon Cortisol durchs System. Und wo viel Stresshormon unterwegs ist, da ist wiederum an Schlaf nicht zu denken. Vor allem während der zweiten Nachthälfte. Da richtet Cortisol richtig Unheil an: Es reduziert die Konzentration des Wachstumshormons HGH. Zusätzlich baut das Stresshormon im gesamten Körper Zellen ab, so auch im Gehirn.

Weil zu wenig Wachstumshormon da ist, können nicht genug neue Gehirnzellen gebaut werden. Defekte Zellen können nicht repariert und neue Verknüpfungen zwischen den Zellen können auch nicht aufgebaut werden. Lernen geht also kaum, Erlebtes verarbeiten geht auch kaum. Diese Veränderungen im Gehirn werden als Risiko für die Entstehung einer Depression angesehen.

Heute weiß man zum Beispiel auch, dass sich bei Schlafstörungen gesteigerte Aktivität in einer bestimmten Gehirnregion messen lässt: am sogenannten Mandelkern.

Der Mandelkern ist für die Bewertung von Gefahren zuständig und steuert die emotionalen Reaktionen. Wenn hier ständig erhöhte Alarmbereitschaft gefunkt wird, macht sich bei Betroffenen Aggression, Angst oder Panik breit. An Schlaf ist dann nicht zu denken. Auch ohne äußeren Grund! Die mitten im Hirn losgetretenen Emotionen fühlen sich real an. Hält dieser Zustand lange Zeit an, kann es dunkel werden um die Seele des Betroffenen. Dann macht sich Depression breit. Ausgelöst durch schlechten Schlaf.

Ist das Gehirn ausgeschlafen, können wir Situationen ständig neu bewerten. Das reguliert die Aktivität des Mandelkerns nach unten. Ausgeschlafene sind daher gelassener als übermüdete Mitmenschen. Schlaf sagt: »Ruhe da oben!«

Schlafmangel + Stress = Burnout?

Die Unterscheidung zwischen einem Burnout und einer klinischen Depression ist eine hoch komplizierte Angelegenheit. In Fachkreisen wird darüber gestritten, ob es Burnout überhaupt gibt … doch darum soll es jetzt nicht gehen.

Fakt ist: Es gibt Menschen, die tagsüber sehr gestresst sind und trotzdem abends abschalten und gut schlafen können. Bei ihnen funktioniert die Regeneration, sie können trotz vollen Terminkalenders und großer Verantwortung entspannen, sie können abschalten, auch wenn Aufgaben unerledigt bleiben. So erhalten sie ihre Gesundheit und ihr Wohlbefinden aufrecht.

Andere können das nicht. Bei ihnen dreht sich das Karussell mit dunklen Gedanken immer weiter, auch in der Freizeit, auch abends im Bett, auch in der Nacht. Nach Erkenntnissen von Wissenschaftlern des Karolinska Instituts in Stockholm ist vorrangig nicht Stress Grund für einen Burnout, sondern Schlafmangel in Kombination mit Stress.

Da frage ich mich: Warum hat denn der eine Probleme mit dem Schlaf und der andere nicht? Warum findet der eine Abstand und der andere bleibt im Hamsterrad hängen? Oft sind gerade die Menschen, die so aufgewühlt sind, so innerlich unruhig und nervös sind, dass sie Entspannung dringend nötig hätten, überhaupt nicht mehr dazu in der Lage. Von Meditation mag ich da gar nicht mehr sprechen, die Betroffenen kommen mit den üblichen Techniken der Meditation nicht zurecht.

Warum? Weil auch hier gilt: Erst der Körper, dann der Geist. Zuerst müssen die Moleküle des Körpers in Ordnung gebracht werden, erst dann kann das Hirn umschalten auf Nachtruhe, auf Sendeschluss.

Stichwort Magnesium, das Salz der inneren Ruhe. Stichwort Serotonin, das Hormon der Souveränität, des Abstandes. Wenn die Basis gelegt ist, kommt auch der Schlaf.

Der Körper holt sich den Schlaf

Ach übrigens: Man muss sich gar nicht schlafen legen. Sich unter Einschlafstörungen winden. Neue Idee: Bleiben Sie einfach wach, arbeiten Sie weiter. Der Körper ist so sehr viel klüger als Sie. Wenn er dann den Schlaf braucht, dann holt er ihn sich. Garantiert! Eine völlig andere Einstellung zum Thema.

Das war ein erster Eindruck: Was gut schlafen heißt, wie unsere innere Uhr funktioniert, warum Schlafmangel krank macht und uns Krankheit um den Schlaf bringen kann. Vielleicht haben Sie sich in einigen Punkten wiedererkannt? Lassen Sie uns nun tief einsteigen in die Geheimnisse des Schlafes:

- Warum wirkt ausgerechnet der Tiefschlaf wahre Wunder? Und welche Wirkstoffe stecken dahinter?
- Warum produziert unser Gehirn während des Schlafs ganz unterschiedliche Arten von Wellensalat? Und mit welchen Wellen heilen wir am besten?
- Welchen Rhythmen folgt unser Körper? Was haben diese Rhythmen damit zu tun, dass wir mitten in der Nacht wachliegen?
- Und was treiben überhaupt unsere Organe, während wir schlafen?

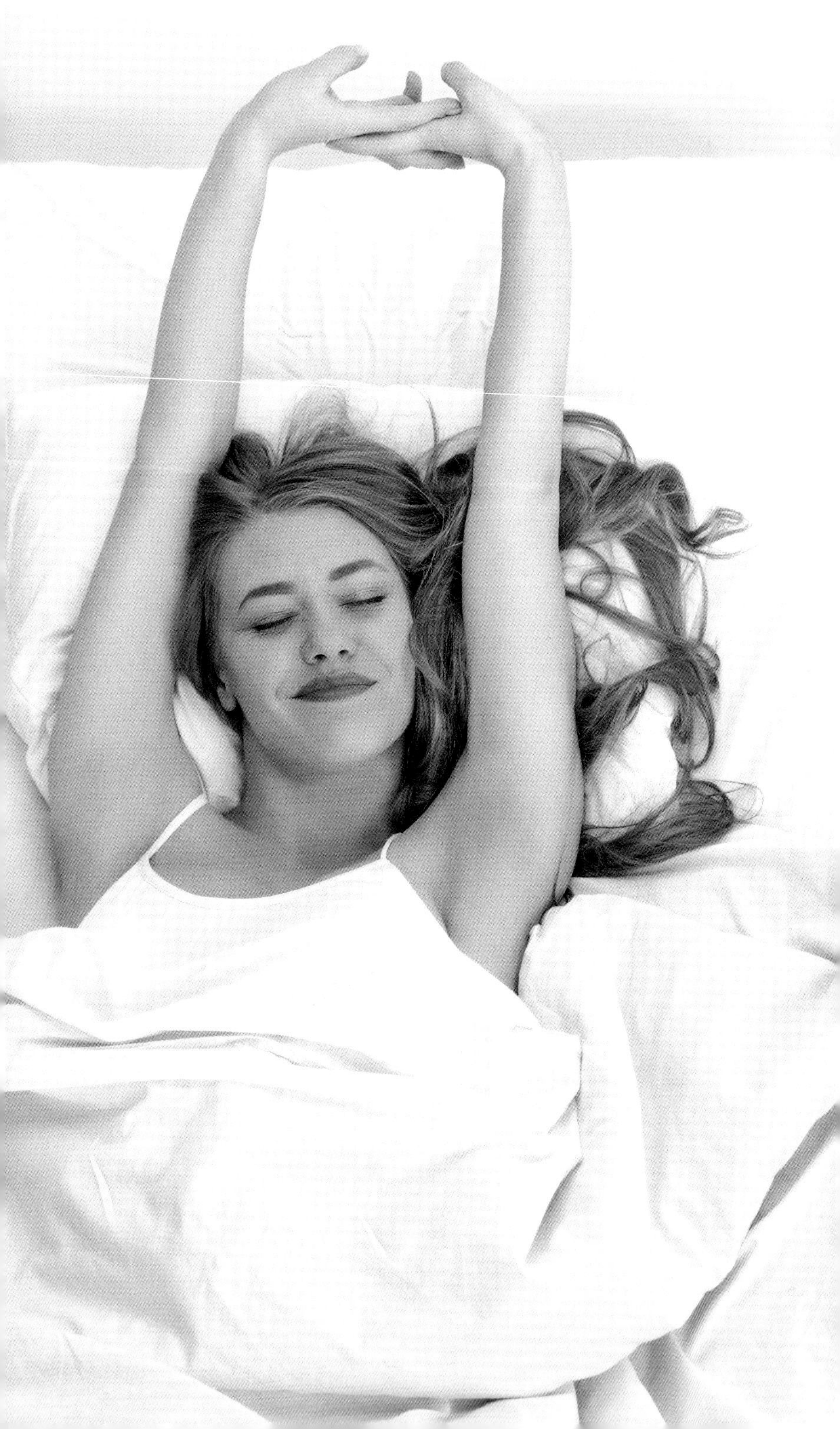

Wie der Schlaf uns heilt – jede Nacht

»Das Bett ist Medizin.«

ITALIENISCHE REDENSART

Das Wunder geschieht in der Nacht: Infekte verschwinden, Muskeln wachsen, das Herz erholt sich, Krebszellen werden ins Nirwana geschickt. Und wenn wir am Morgen erfrischt aufwachen, überrascht uns vielleicht ein Geistesblitz. Oder zwei. Oder noch mehr. Die Voraussetzung? Viele Proteine, viel Sauerstoff dank Draußenlauf, ein aufgeräumter Kopf und ... Tiefschlaf. Am besten gleich mehrmals in der Nacht. Denn Tiefschlaf ist der eigentliche Urquell unserer Energie. Schon gewusst?

Extra: Geheimnis Tiefschlaf

»Medizin ist etwas Herrliches«, habe ich soeben einem Patienten geschrieben. »Nur wissen das Ihr Hausarzt und Ihr Professor nicht.« Wie ich zu dieser Behauptung komme?

»Meine Frau war vor zwei Monaten bei Ihnen in der Praxis. Seit fünf Jahren ist sie von einer Erkältung in die nächste gefallen. Nebenhöhlen dauernd dicht. Krankenhausbesuche ohne Ende. Sie alterte in einem Monat um ein ganzes Jahr. Zum Schluss wollte sie nur noch liegen, schlafen und Ihre Ruhe haben. Die leichtesten Arbeiten waren für sie eine unüberwindbare Hürde. Natürlich alle Ärzte durch. Vom Hausarzt bis hin zum Professor. ›Tja, da hilft natürlich nur noch Antibiotikum‹, was denn sonst.
Die Blasenentzündungen waren zum Schluss monatlich und dauerten teilweise zehn Tage. Wie gesagt, außer weinen, liegen und schlafen war nichts mehr.
Sogar nach unserer Rückfrage beim Hausarzt, ob es denn nicht mit dem Immunsystem zu tun habe könnte, kam das, was kommen musste: ›Kann gut sein, aber das Problem ist, dass man da nichts machen kann.‹ Also Antibiotikum. Ich muss mich während des Schreibens dieses Briefes schon wieder so darüber aufregen.
Zum Schluss hatte ich wirklich Angst, meine Frau zu verlieren. Ich dachte, sie packt das nicht mehr. Durch einen Bekannten wurde ich dann auf Sie aufmerksam. Innerhalb von ein paar Tagen waren wir dann bei Ihnen in der Praxis. Nach der Blutauswertung haben Sie uns dann geschrieben, dass der Zustand meiner Frau mit

diesen Werten logisch ist. Das Aminogramm unterirdisch. Magnesium, Eisen, Vitamine, Zink usw. Alles musste aufgefüllt werden.
Und jetzt? Ich habe wieder eine Ehefrau. Sie lebt, und das meine ich wirklich ernst. Sie lebt. Von halb sieben morgens bis abends um zehn ist jetzt Aktion angesagt bei ihr. Arbeiten, mit unserem Sohn spielen, alles volle Kanone. Und nun noch was. Früher war es so, dass sie eine Grippe hatte und wir alle gesund waren. Nun ist es so, wenn wir 'ne Erkältung haben, lächelt sie nur.«

Dass wir uns bitte recht verstehen: Antibiotika sind richtig und gut. Sind lebensnotwendig. Für kurze Zeit. In der Akutmedizin. Sind mit Sicherheit falsch, wenn Sie jahrein, jahraus gegeben werden. Natürlich ist die Alternative das intakte Immunsystem. Das weiß jeder von Ihnen. Das weiß selbstverständlich auch jeder Arzt. Nur, und jetzt kommt's, der Arzt glaubt tatsächlich, *»da kann man nichts machen«.*

Dieses Schulterzucken nehme ich der Medizin übel. Weil die Alternative eigentlich längst bekannt ist. Wie es geht, können Sie in dem Brief oben ja direkt nachlesen. Was Sie auch lesen können: Die junge Frau *wollte nur noch schlafen.* Eine natürliche, eine richtige Reaktion.

Wer jetzt zufällig an Dornröschen denkt, der ist schon auf der richtigen Fährte. Es ging dem Mädel schlecht. Schmerzen im Unterbauch. Dann bekam sie offenbar das, was in Korea Handakupunktur genannt wird. Einen Stich genau in den Punkt unterhalb des Mittelfingers, dessen Meridian mitten hineinführt in den Unterbauch. Und ganz nebenher auch noch Schlaf auslöst *(Bittrich 2012, S. 97):*

»Die Gebrüder Grimm haben die Behandlung leider unzulänglich beschrieben. Wir hörten nur: Von einer Spindelspitze gestochen fiel Dornröschen in Heilschlaf. Schmerzen ade, Ende der Leiden.«

DIETMAR BITTRICH

Die koreanische Autorin und Literaturwissenschaftlerin Pak Kyongni war es, die auf diesen *missing link* hingewiesen hat. Ob ihr Befund nun der Wahrheit entspricht oder nicht, spielt in diesem Fall – ein Märchen! – überhaupt keine Rolle. Wichtig ist der Hinweis auf

Heilschlaf. Tiefschlaf.

Der ist nämlich kein Märchen. Der ist Realität. Im Schlaf wirkt HGH, unser wundervolles Wachstumshormon, das alle Nächte wieder das Immunsystem dazu bringt, neue Zellen für das Immunsystem zu bauen, also zur Abwehr von Bakterien und Viren. Außerdem Knochen, Knorpel und Muskeln erneuert, Blutkörperchen aufbaut, Fett abbaut und Haut und Haare schön macht. Und soll Dornröschen nicht außergewöhnlich schön gewesen sein?

Seit ich über die Urquellen der Energie, die Urquellen der Heilung nachdenke, wird das Wachstumshormon für mich immer wichtiger. Die Frage liegt auf der Hand: Wie kommt es, dass manche Menschen unablässig nach Höchstleistung streben und sie auch oft bringen, außerordentlich kreativ sind, in unser aller Augen erfolgreich? Während andere mit der gleichen Anstrengung in der Masse untergehen?

Zunehmend glaube ich, dass die Urquelle unserer Energie aus dem Gegenteil stammt. Nicht allein aus der Leistung, nicht allein aus der Anspannung, sondern aus der Entspannung. Nicht aus dem Wachzustand, sondern aus dem Tiefschlaf.

Und Tiefschlaf ist charakterisiert durch maximale Freisetzung von Wachstumshormon. Schauen wir uns auf den folgenden Seiten die wichtigsten Wirkstoffe an, die unseren geheimnisvollen Tiefschlaf – unseren Heilschlaf! – steuern:

- Wachstumshormon HGH
- Melatonin
- Sauerstoff
- GABA

Das Wunder heißt Wachstumshormon

HGH: *Human Growth Hormone.* Unser Wachstumshormon ist, molekularmedizinisch gesprochen, *Somatotropin.* Ein Peptidhormon, das unser Körperwachstum reguliert. Also haben wir in der Jugend sehr viel davon im Blut, später weniger.

Als Molekularmediziner halte ich natürlich die Lupe drauf: Wachstumshormon besteht aus irgendetwas. Aus was? Richtig: aus reinem Eiweiß, fein säuberlich aufgereiht. Das Hormon ist eine Perlenschnur aus genau 191 Aminosäuren.

Und schon haben wir den Salat. Denn in Salat allein, in Pasta und Pappbrötchen stecken diese 191 Perlen nicht drin! Nix! So gesund »Grünfutter« auch ist, so verständlich der Wunsch nach einem auch moralisch guten Leben ohne Fleisch auch sein mag … Depression, Schlappheit, so früh so viele Falten sind die logische Folge, wenn nicht drastisch substituiert wird. Man könnte ja einmal messen. Dann wüsste man plötzlich, warum das Fett so auffällig langsam schmilzt, obwohl man sich so bemüht. Weshalb die Muskeln so gar nicht wachsen trotz Trainings. Warum das Haar so licht wird da oben.

Infekte wegballern

Die Formulierung stammt von einem Patienten: »Infekte wegballern«. Treffend. Das Wachstumshormon tut genau das. HGH steigert Ihre Immunabwehr über die Stimulation der T-Lymphozyten und Makrophagen. Heißt praktisch nach Prof. Huber, dem Spezialisten für dieses Wunderhormon, dass wir hier ein entscheidendes Werkzeug gegen ganz banale, immer wieder auftretende Infektionen in der Hand haben.

Wer nachts mehr als sieben Stunden schläft, erkältet sich tatsächlich viermal seltener als ein Kurzschläfer, der nur sechs Stunden oder weniger ruht. Das sogar unabhängig von anderen die Gesundheit betreffenden Parametern.

Und es passiert noch etwas außerordentlich Spannendes im Schlaf: Nachts, im Tiefschlaf, legt das Immunsystem so etwas wie eine Verbrecherkartei an. Konkret sieht das so aus: Nach der erfolgreichen Abwehr eines Eindringlings entstehen *Gedächtniszellen*. Kommt der Körper ein zweites Mal mit dem gleichen Erreger in Kontakt, kann das Immunsystem die passenden Daten aus dem Ordner ziehen, den Bösewicht wiedererkennen und sehr schnell reagieren.

Voraussetzung ist Schlaf: Nur bei genügend Schlaf kann unser Immunsystem seine Daten ordentlich abspeichern. Ohne Schlaf werden also nicht nur wir selbst vergesslich, sondern auch unsere Immunabwehr.

Für starke Knochen und Muskeln

Hinter dem Wachstum von Knochen steckt ebenfalls unser Wachstumshormon. Natürlich bestehen Knochen auch aus Kalzium. Aber eben nur »auch«. Heute wissen wir, dass Knochen ganz wesentlich aus Eiweiß gebaut sind. Und dass HGH tatsächlich das stärkste bekannte Mittel gegen Osteoporose darstellt.

HGH fördert auch das Wachstum von Muskeln. Interessiert mich. Interessiert mich sehr. Denn das erklärt den Unterschied. Warum die einen sich jahrein, jahraus ins Fitnessstudio quälen und weiter von einem schönen Bizeps träumen. Das mit dem Sixpack erwähnen wir an dieser Stelle lieber erst gar nicht … Und die anderen schon nach wenigen Wochen staunend vorm Spiegel stehen und neue Hemden kaufen müssen. Weil die Schultern nicht mehr reinpassen.

Der eine hat eben wenig, der andere viel HGH. Wer also Muskeln will, darf sich anstellen für mehr Wachstumshormon. Wo gibt's das nochmal? Ach ja: überall da, wo es Eiweiß gibt in Kombination mit Heilschlaf. Unsere Alltagssprache weiß das übrigens längst und hat diese Wahrheit in gute Wünsche gegossen: Guten Appetit! Gute Nacht!

Knie, Schulter, Hüfte: Endlich schmerzfrei!

Wachstumshormon fördert übrigens auch das Wachstum der Knorpelzellen. Hellhörig geworden? Richtig so. Das ist wesentliches Wissen für alle, die Schmerzen in der Schulter haben. Für alle, die sich mit schmerzenden Knien und Hüften plagen. Ja, das tut weh. Arthrose, nachfolgend Arthritis sind unangenehm. Stören den Marathon. Also Operation?

Gerade nicht. Der Mensch ist auf Selbstheilung programmiert. Kann sich in Knien, Hüften, Schultern Knorpel wachsen lassen mit genügend Wachstumshormon. Täglich eine gute Portion Gelatine aus dem Supermarkt wirkt zusätzlich Wunder. Erzählt Ihnen das der Orthopäde?

HGH macht schön

Schönheitsmedizin ist teuer. Da wird Kollagen in die Fältchen gespritzt, um die Haut wieder glatt zu machen. Muss gar nicht sein. Auch das können wir unseren Selbstheilungskräften überlassen. Dem Heilschlaf, der nicht umsonst auch Schönheitsschlaf heißt. Wachstumshormon stößt die Bildung von Kollagen im Körper an. Schön geht also auch ohne Spritze.

HGH macht nicht nur das Gesicht schön, sondern den ganzen Menschen. Durch Stimulation der Lipolyse und durch gleichzeitige Reduktion des Kohlenhydratstoffwechsels: Fettverbrennung! Eine der aufregendsten Wirkungen. Wir können also Fett verbrennen, schlanker werden ohne jeden Sport. Ohne hungern. Einfach mit mehr von diesem Wunderhormon – ganz gemütlich im Bett.

Endlich klarer denken

Wachstumshormon durchströmt den ganzen Körper und wirkt direkt in unserem Blut – einem der größten Wunder unserer Gesundheit (mehr dazu in *Blut: Die Geheimnisse unseres »flüssigen Organs«*, Heyne). Dort ruft es das Wachstum neuer Blutstammzellen wach. Erythropoese, was ganz konkret bedeutet: Mehr rotes Blut. Was ganz praktisch heißt: Mehr Sauerstoff im ganzen Körper. Noch deutlicher gesprochen:

Der Mensch wacht auf.

Mehr Sauerstoff im Blut heißt höhere körperliche Leistungsfähigkeit und ein sehr viel klareres, wacheres Denken. Ein ganz simpler Zusammenhang, der freilich oft genug vergessen wird. Hier also die praktische Gebrauchsanleitung: Mehr Wachstumshormon.

Schon liegt die nächste Frage auf der Hand: Wie bekommen wir mehr von diesem Wunderstoff HGH? Lässt sich HGH irgendwie herauskitzeln? Wäre es wirklich möglich, gesünder, jünger, schöner und auch noch wacher zu werden? Ganz real?

Das Rezept ist schon so alt, so bekannt, es läuft wirklich immer wieder auf das Gleiche hinaus. Also schon wieder die gleiche Trias, die gleichen drei Diamanten: Ernährung, Bewegung und Denken.

Mehr Wachstumshormon? Mehr Protein!

Fangen wir an mit dem Thema *Ernährung:* Wer Wachstumshormon stimulieren will, braucht Aminosäuren. Mit Proteinen lässt sich HGH um den Faktor 2 bis 4,5 pushen. Immerhin!

Welche Aminosäuren? Wenn Sie große Mengen (bis 30 Gramm) per Infusion verabreichen, ist das ziemlich wurscht. Da gibt es viele aktive Aminosäuren. Wenn Sie's schlucken, haben sich folgende Proteine als besonders effektiv herausgestellt:

- *Glutamin, Arginin* oder eine Kombination mit Arginin und *Lysin.* Es genügen hier sechs Gramm täglich. Über neun Gramm scheint sich die Einnahme nicht zu lohnen.
- Wachstumshormon wird außerdem stimuliert durch Dopamin und Noradrenalin. Und wie entstehen die? Beide aus *Phenylalanin.* Erneut eine essenzielle Aminosäure.
- Wachstumshormon wird stimuliert durch Serotonin. Unser Glückshormon. Auch Chefhormon genannt, weil es souverän macht. Wenn man es hat. Und woraus entsteht das? Aus *Tryptophan.* Erneut eine essenzielle Aminosäure. Rezeptfrei in jeder Apotheke. Sogar in der Drogerie! Sie können auch Eier essen, ein gutes Stück Fleisch genießen oder Proteinshakes trinken.
- Wachstumshormon wird stimuliert durch Schilddrüsenhormone. Die der Körper produziert aus Eiweiß plus *Jod* plus *Selen.* Jetzt wissen Sie, weshalb ich auf meinen Selenspiegel so pingelig achte …
- Wachstumshormon wird stimuliert durch Endorphine. Glückshormone. Vermitteln rauschhafte Glückszustände. Und woraus bestehen diese Wunderbotenstoffe? In erster Linie aus Aminosäuren, und

zwar aus mindestens 13 verschiedenen. Hoffentlich haben Sie die alle vorrätig …

Der stärkste Reiz heißt Training

Jetzt geht's weiter mit *Bewegung.* Heißt: Jetzt wird's anstrengend. Der stärkste Reiz für mehr HGH ist nun einmal Training. Sport. Wer trainiert, erhöht sein Wachstumshormon um den Faktor fünf. Heißt 500 Prozent!

500 Prozent jünger, das sollte schon Anreiz genug sein. Wer es aber genau wissen will: HGH und Sport gehen Hand in Hand.

Durch hartes Training steigt die Laktatkonzentration. Heißt: Es werden vermehrt freie Radikale gebildet, gleichzeitig werden aktivierende Neurotransmitter ausgeschüttet. Genau das ist das Startsignal für die Produktion von Wachstumshormonen – und zwar nicht nur ein bisschen HGH. Sondern viel. Und lange. Eine einzige Trainingseinheit kurbelt die HGH-Produktion für 24 Stunden an. Schon am Tage, in der Nacht geht es dann richtig los. Während einer Nacht nach einer intensiven Trainingseinheit werden also viel mehr Wachstumshormone ausgeschüttet als während einer Nacht nach einem Tag im Auto, am Schreibtisch oder vor dem Fernseher.

Wundert sich jemand, dass er irgendwie alt aussieht?

Gute Nacht mit Melatonin

An dieser Stelle treffen wir auf einen alten Bekannten aus dem ersten Kapitel: Melatonin. Das Schlafhormon.

Melatonin stimuliert das Wachstumshormon direkt an der Quelle: Erhalten die Zellen der Gehirnregion, in der besonders viele Wachstumshormone gebildet werden, das Signal »Melatoninspiegel hoch!«, geht es los mit der Ausschüttung der wertvollen Hormone.

Das Wachstumshormon wird also stimuliert im Tiefschlaf. Den Sie hoffentlich jede Nacht erleben. Hoffentlich. Wobei Sie selbstverständlich auch tagsüber den Wellensalat in Ihrem Hirn umprogrammieren können auf Alpha. Mit Meditation. Hier also das Thema *Denken.*

Nochmal zur Erinnerung: Es ist die Zirbeldrüse, die in der Nacht Melatonin ausschüttet. Die Konzentration des Schlafhormons steigt bei jungen Menschen nachts um den Faktor zwölf an, bei älteren nur noch um den Faktor drei – wenn sie, möchte ich hier anfügen, nicht für eine ordentliche Stimulation sorgen. Rezept dazu folgt.

Die Melatoninkonzentration jedenfalls liegt bei den meisten Menschen um drei Uhr morgens beim Maximalwert – im Sommer etwas früher und im Winter etwas später. Was uns zu folgender Formel führt:

**Viel Melatonin = viel Wachstumshormon =
Tiefschlaf = Heilschlaf.**

Aktivität runter – Heilung rauf

Kommen Zellen des Hirnstamms mit Melatonin in Kontakt, so verstehen sie das als ein Signal: »Körpertemperatur absenken!« Alle Systeme, die an der Regulation der Temperatur beteiligt sind, fahren prompt herunter. Die Herzfrequenz sinkt, der Stoffwechsel schaltet ein paar Gänge zurück.

Auch die Schilddrüse hat Rezeptoren für Melatonin und registriert, wenn die Konzentration ansteigt. Sie drosselt ihre Aktivität. Was heißt: Wir werden ruhiger. Viele Systeme werden gedrosselt – andere wiederum werden hochgefahren. So stößt das nächtliche Melatoninsignal das Immunsystem an, damit es neue Abwehrzellen bildet.

Ja, richtig gelesen. Wachstumshormon regt das Immunsystem an, Melatonin regt das Immunsystem ebenfalls an. Einfache Schaltkreise sind etwas für Elektriker, in unserem Körper laufen unzählige Kreisläufe miteinander, übereinander, nebeneinander ab. Das macht die Sache so kompliziert – und so spannend.

Wer hat, dem wird gegeben

Rückblende zur *master clock:* Unsere beiden Reiskörner hinter der Nasenwurzel, die den Tag-Nacht-Rhythmus regulieren. Melanopsin schickt das »Jetzt-ist's-dunkel!-Signal« zur *master clock,* die funkt weiter zur Zirbeldrüse, die schüttet Melatonin aus, das wirkt zurück auf die

Zentraluhr. Diese Uhr wiederum sammelt Informationen über den Status vieler Enzyme, Gene, Hormone und Nerventätigkeiten und nutzt diese Daten zum ständigen Rhythmusabgleich.

Feinjustierung Nacht für Nacht. Ein hoch ausgeklügeltes, hoch anfälliges System. Das immer besser wird, je behutsamer wir mit ihm umgehen. Und leidet, wenn wir es mit Füßen treten.

Kommen die Zellen über Monate und Jahre jede Nacht mit viel Melatonin in Kontakt, so wie es im Idealfall sein soll, steigt die Anzahl der Melatoninrezeptoren und deren Fähigkeit, mit Melatonin eine Bindung einzugehen. Die Justierung wird Nacht für Nacht feiner.

Fehlt Melatonin – weil der Mensch in der Nacht auf sein Smartphone starrt, am Fließband steht oder am Krankenbett in der Klinik –, dann funktioniert die Feinjustierung nicht. Wird im Laufe der Zeit immer schlechter. Melatoninrezeptoren, die nicht gebraucht werden, machen irgendwann Feierabend. Dann sind sie weg. Und dann klappt's auch nicht mehr mit dem Nachtschlaf.

Wer hat, dem wird gegeben. Und wer nix hat, dem wird das auch noch genommen. Gilt auch fürs Schlafen. Es ist geradezu paradox: Wer fix und fertig ist, dem fehlt schließlich auch die Energie zum Schlafen. Stimmt wirklich: Schlaf braucht Energie!

Sauerstoff ist Schlafstoff

Als Nachtpfleger in der Chirurgie – so hatte ich mal angefangen – lernt man viele Tricks und Kniffe. Die dem normalen Arzt verborgen bleiben. Einer dieser Tricks beschäftigt sich mit der Schlaflosigkeit älterer Herrschaften. So um die 80.

Die lagen an einem schönen Abend seit 20 Uhr in ihren Betten, die waren um 23 Uhr, 24 Uhr, um 1 Uhr immer noch wach, die haben sich dann bei mir beklagt. Schlafmittel haben nichts gebracht. Wie üblich.

Also bin ich in die Stationsküche marschiert und habe starken Kaffee gebraut. Eine ganze Kanne. Und dann tassenweise verteilt. Die älteren Damen und Herren haben dankbar genickt, ein halbes »Käffchen« heruntergekippt und … waren weg. Waren eingeschlafen. Außerordentlich eindrucksvoll.

Hat übrigens immer wieder geklappt.

Die Idee dahinter stammt von einer diensterfahrenen Krankenschwester. »Die sind alle verkalkt«, erklärte die damals. »Deren Gehirn bekommt nicht genug Sauerstoff zum Schlafen!« Mit Koffein aber steigt der Blutdruck, damit steigt auch die Durchblutung, damit steigt die Sauerstoffdurchflutung des Gehirns. Prompt sind viele – nein, nicht alle – eingeschlafen.

So habe ich gelernt: Zum Schlafen braucht das Gehirn Sauerstoff. Intuitiv hätte ich angenommen, dass es eher herunterschaltet in der Nacht.

Das ist der entscheidende Punkt. Sauerstoff! Der Mensch braucht Sauerstoff im Gehirn, Sauerstoff im Überschuss, um dann auch in der Nacht friedlich schlafen zu können.

Schlaf braucht Energie

Sauerstoff macht Schlaf. Denn Schlaf braucht Energie. Und Energie, das heißt: Energiemoleküle ATP. Und damit wären wir bei den Mitochondrien. Bekannt: die kleinen Kraftwerke mit der großen Wirkung in jeder unserer Zellen. In jeder einzelnen Zelle stecken 10 000 bis 17 000 Kraftwerke.

Und diese Mitochondrien bauen Energie. Bauen ATP in einem mehrstufigen Verfahren, das übrigens in der dicken Membran der Mitochondrien. In der Kraftwerkswand sozusagen. Diese Wand ist wesentlich aus Fettsäuren aufgebaut. (Wenn, ja wenn Sie Fett auf dem Teller hatten – statt nur Salat und Pappbrötchen, Sie wissen schon.)

Wichtig sind vor allem Omega-3-Fettsäuren, außerordentlich nützlich auch gute Fette aus Olivenöl, Butter, aus fettem Quark und – trotz der großen Beliebtheit von vegetarischen und veganen Speisen – auch Fett aus tierischem Eiweiß. Fleisch.

Mit Proteinen und Fett läuft's wie geschmiert

Die Mitochondrien können die Energiemoleküle aus Kohlenhydraten, aus Fetten oder aus Proteinen herstellen. Verstoffwechseln sie Kohlenhydrate, laufen sie im Turbogang. Und dann haben wir so etwas wie ein Abgasproblem: freie Radikale, die Zellen und Enzyme im gesamten Körper schädigen. Mitochondrien können so überdrehen, dass sie sterben. Schon hat die Zelle ein Energieproblem.

Besser läuft's, wenn wir unsere Mitochondrien mit Fetten füttern. Dann läuft der Motor ruhig und ausdauernd. Mit viel weniger freien Radikalen. Zehn verschiedene Enzyme braucht die Zelle, um erfolgreich ATP herzustellen. Und viele weitere Enzyme für vorbereitende Prozesse. Diese beteiligten Enzyme bestehen wiederum aus Aminosäuren. Schon wieder die klare, die immer gleiche Schlussfolgerung: Wer Energie herstellen will, muss Proteine essen. Ohne Proteine keine Enzyme, ohne Enzyme keine Energiemoleküle ATP. Und ohne ATP keine Power. Es ist wirklich so einfach. Und so wesentlich: Pro Sekunde verbraucht jede Zelle ungefähr zehn Millionen ATP-Moleküle. Bei maximaler Anstrengung ist der ATP-Vorrat nach wenigen Sekunden verbraucht – und muss wieder aufgebaut werden.

An diesem Punkt allerdings noch nicht zu Ende erzählt: Die Enzyme, die an der Herstellung der Energiemoleküle beteiligt sind, kommen ganz von allein nicht aus den Puschen. Sie brauchen aktivierende Cofaktoren. In diesem Fall Kalzium und Magnesium. Bitte merken.

Drastisch unterschätzt: Sauerstoff

Kerzenflamme. Kennen Sie. Stülpen Sie ein Gefäß drüber, geht die Flamme aus. Ganz alte Geschichte: Verbrennung braucht Sauerstoff.

Jetzt zu unseren Energiemolekülen ATP. Auch da stecken Atome drin, die sich beim Verbrennen aus dem Molekül loseisen können. Richtig: Auch hier ist es Sauerstoff. Und der muss erst einmal rein in den Prozess. Für die Herstellung der Energiemoleküle ATP wird also Sauerstoff benötigt. Viel Sauerstoff. Wo kommt der nun her?

Durch die Blutgefäße. Die freilich bei vielen Menschen viel stärker verengt sind, als es gesund ist. Dabei wissen wir um Omega 3, um Vitamin C, um Lysin, um die Makrophagen, die das Fett von der Innenwand der Blutgefäße wegfressen sollen (sollen! Wenn sie nicht mit Zucker überfüttert wären!).

Wir wissen um die Schutzwirkung von Vitamin E, wir wissen um die stärkste fettabbauende Substanz in den Blutgefäßen, nämlich Wachstumshormon. Besteht übrigens aus reinem Eiweiß. Ich wiederhole das gerne.

Sprich: Wir wissen. Kein Mensch muss verkalken. Und wenn er's schon ist? Wir kennen den Trick mit der Bewegung! Laufen! Das den Muskel ja bis zu zehnmal mehr mit Sauerstoff versorgt, das Gehirn bis zu doppelt so viel (100 Prozent!).

Es gibt keine zweite vergleichbare Methode. Noch einmal: Es gibt in der Medizin keine vergleichbare Methode. Nennt man Epigenetik. Also Ihren Lebensstil. Ein Gesetz der Evolution. Die hat diese Sauerstoffsteigerung nämlich erfunden. Und erwartet selbstverständlich, dass Sie diese Technik tagtäglich anwenden. Ich sehe sie so richtig, die Evolution, wie sie immer einen Flunsch zieht, dann, wenn Sie's nicht tun. Die denkt dann: »Na, dann eben nicht. Dann schläfst halt schlecht!«

Einfach mal Luft holen!

Noch etwas, das uns eigentlich ganz leichtfallen sollte. Weil's so einfach ist, so natürlich. Etwas, das wir schon Sekunden nach unserer Geburt von ganz alleine können: Atmen.

Und was tun wir? Wir atmen *nicht.* Zumindest nicht richtig. Die ständige Anspannung lässt uns zu flach, zu schnell und zu sehr in den Brustraum atmen. Die Folge: Sauerstoffmangel. Ein Übermaß an Kohlendioxid. Wer will so klar denken können?

Nur zehn oder zwölf Atemzüge pro Minute. So hat es die Natur eigentlich vorgesehen. Bei einem solchen Atemzug wird ein ziemlich großes Luftvolumen aufgenommen und wieder ausgeatmet. Das Zwerchfell zieht sich aktiv zusammen und erzeugt dadurch einen Unterdruck in der Lunge. Beim nächsten Atemzug strömt wieder sehr viel Luft ein – wie von selbst. Diese Atmung heißt Bauchatmung oder auch Zwerchfellatmung.

Nichts anderes ist der Formel-Eins-Reflex: Schultern fallen lassen und tief ausatmen. Das Ausatmen ist das Entscheidende, wer tief ausatmen kann, dessen Lungen füllen sich danach wieder automatisch mit viel frischer Luft. Funktioniert übrigens auch im Liegen. Entspannen und tief in den Bauch atmen. Mit den Händen auf dem Bauch lässt sich leicht prüfen, ob's klappt. Und wenn's klappt? Ja, dann sind wir nach wenigen Minuten eingeschlafen. Wetten?

Sauerstoff im Nahverkehr

Atmen bringt Sauerstoff für Energie. Alles logisch, doch auch hier geht die Geschichte noch einen Schritt weiter. Einen entscheidenden Schritt. Denn was macht der Mensch mit dem Sauerstoff, den er da einatmet? Mit dem Atmen ist es ja noch nicht getan. Der Sauerstoff muss ja noch dort ankommen, wo er hinsoll. In die Zellen!

Dazu braucht er so etwas wie einen Nahverkehr. Wird im Körper bereitgestellt durch Transportproteine: Hämoglobin bringt den Sauerstoff von der Lunge ins Gehirn. Mangelt es an Transportern, dann wird es auch nichts mit dem Sauerstoff in den Zellen. Und mit der Energie wird's auch nichts.

Hämoglobin besteht zum Großteil aus Aminosäuren, zentral ist ein Eisenion eingelagert. Die Sauerstoffmoleküle gehen mit den Eisenionen reversible Bindungen ein und können auf diese Weise von der Lunge zu jeder einzelnen Zelle gefahren werden. Bis hinein in die äußersten Fingerspitzen.

Eisen wird aber nicht nur für den Transport von Sauerstoff benötigt, es ist auch an vielen Abläufen innerhalb der Zelle beteiligt, hilft zum Beispiel nachts im Gehirn beim Saubermachen und beim Neubau. Fehlt es an dem wertvollen Element, laufen alle diese Abläufe verlangsamt ab. Oder gar nicht mehr.

Wer unter Schlafstörungen leidet, könnte also mal den Eisenspiegel messen lassen. Hab's oft genug erlebt: Eisenmangel behoben, Schlafstörungen weg.

Mitochondrien brauchen Schlaf

Zurück zu den Mitochondrien. Damit die gesund bleiben, sind sie auf einen ausgeglichenen Tag-Nacht-Rhythmus angewiesen. Wird dieser gestört, so zeigen die Mitochondrien Veränderungen, die in Zusammenhang mit der Entstehung von Zivilisationskrankheiten wie Krebs, Herz-Kreislauf-Beschwerden und Diabetes stehen.

Gesunde Mitochondrien produzieren jede Menge Energie. Und sie können noch mehr: Bei Bedarf arbeiten sie spontan zusammen! Man kann sich das konkret so vorstellen, dass sich Tausende von Kraftwerken in einer Zelle zu größeren Komplexen zusammenschließen und so ihre Effektivität steigern. So lange wie notwendig.

Braucht es die Kooperation nicht mehr, können sie sich wieder voneinander lösen. Das Lostrennen geschieht auch dann, wenn ein einzelnes der Mitochondrien nicht mehr richtig funktioniert. Es wird aus dem Verbund ausgeschlossen und von der Zelle entsorgt.

Und jetzt – aufgepasst! – schließt sich der Kreis: Der Mechanismus des Zusammenfügens und Wiederauseinandergehens wird von Melatonin gesteuert. Bei einem Mangel an Melatonin schwächelt dieser Mechanismus, und dann passiert genau das, was wir als Zivilisationskrankheiten kennen: Alzheimer, Parkinson und Diabetes *(de Goede et al. 2018).*

Mitochondrien brauchen Melatonin als Dirigent. Und mehr noch: als Antioxidans. Melatonin bietet Mitochondrien tatsächlich Schutz vor freien Radikalen, die ansonsten Zellmembranen, Enzyme, Transporterproteine und sogar die DNA zerstören können *(Tan et al. 2016).*

Heißt also: Mitochondrien brauchen Schlaf. Tiefschlaf. Denn Tiefschlaf ist Heilschlaf.

Für süße Träume: GABA

Sich gesund schlafen. Funktioniert! Mit Wachstumshormon, mit Melatonin, mit Sauerstoff. Das alles sind komplexe Zusammenhänge, die zeigen: Beim Thema Schlaf machen die kleinsten Zutaten den großen Unterschied. Und weil's so wichtig ist, weil's in Ihrem Leben einen so gravierenden Unterschied macht, ob Sie schlafen können oder sich stundenlang herumwälzen, lassen Sie uns jetzt noch einen weiteren molekularen Wunderstoff kennenlernen.

Gamma-Aminobuttersäure – kurz GABA. Ist einer der wichtigsten Neurotransmitter im menschlichen Gehirn.

Mit 30 Prozent in Ihrem Gehirn sogar der häufigste. Etwas Wohlvertrautes. Etwas Hochwirksames:

- GABA wirkt entspannend und beruhigend.
- GABA ermöglicht klares Denken, Fokus und sogar Flow.
- GABA zählt zu den natürlichen Anti-Stress-Mitteln. Sie hemmt die Signale, die von Angst- oder Stressreaktionen ausgehen und zu den motorischen Zentren des Gehirns gelangen wollen.
- GABA ist an der Regulation von Insulin beteiligt und blockiert das Ausschütten von entzündungsauslösenden Zytokinen. So lässt GABA uns jung aussehen, hilft bei der Heilung und beugt Diabetes vor.
- Während der Nacht sorgt GABA für den Übergang der Gedanken in Träume, sie ist das natürliche Einschlafmittel.

Um das gleich vorwegzunehmen: Die Produktion von GABA in Ihrem Gehirn wird angeregt durch Serotonin, das Glückshormon. Wird gebaut aus Tryptophan und Zink – beides ganz leicht messbar, beides ganz leicht aufzufüllen beim Arzt oder Apotheker. Auf Risiken und Nebenwirkungen müssen Sie freilich verzichten, die gibt's hier nicht. Nur die Wirkung:

Schlaf. Richtig guter Schlaf.

Und, ach ja … Glücksgefühle.

GABA formt das Gehirn

Säuglinge brauchen GABA unbedingt, damit sich neue Nervenzellen im Gehirn bilden und sie sich dicht vernetzen. Bis vor wenigen Jahren nahmen Wissenschaftler an, dass sich das Gehirn im Erwachsenenalter nicht mehr verändert. Heute wissen wir, dass sich unser Hirn immer wieder verändern und weiterwachsen kann, mit 45, mit 65 und auch noch mit 105 Jahren. Das ist *Neuroplastizität!* Das Hirn braucht eben GABA und … Beschäftigung.

Nebenwirkung Muskelaufbau

Jeder einzelne Gedanke, jedes Gespräch, jede Minute Training, jeder neue Wissenshappen, jedes neu erlernte Musikstück verändern die Verknüpfungen zwischen den Gehirnzellen. Nachts werden sie unter dem Einfluss von GABA gefestigt. Je mehr sich das Gehirn täglich verändern darf, umso jünger bleibt es.

GABA wirkt also vor allem direkt im Oberstübchen. Trotzdem baut es auch Muskeln auf. Über einen Umweg: Es stimuliert die Hypophysenvorderlappen auf natürlichem Wege. Damit steigt die Produktion des Wachstumshormons.

Sie wissen längst Bescheid: Das Wachstumshormon ist neben Testosteron und dem Insulin das wohl am meisten potente und muskelaufbauende Hormon im Körper. Es ist in der Lage, gleichzeitig das Körperfett zu verringern (indem es die Lipolyse verstärkt) und den Muskel wachsen zu lassen.

Aus Glutamat gemacht

Zur Produktion von GABA nimmt sich das Gehirn Glutamat und ein bestimmtes Enzym, das Glutamat zu GABA umbaut. Glutamat ist ein ganz natürlicher Stoff, er kommt in fast allen Lebensmitteln vor. Besonders viel Glutamat enthalten Rinderfilets und Hähnchenfleisch, doch auch andere proteinreiche Nahrungsmittel sind gute Glutamatlieferanten. Neben der Aufnahme von Glutamat über die Ernährung stellt der Körper das Molekül auch selbst her, und zwar auf zwei unterschiedlichen Wegen.

Erster Weg: Glutamat fällt zufällig während der Produktion von Energiemolekülen an. Im Citratzyklus, vielleicht erinnert sich jemand an den Biologieunterricht.

Zweiter Weg: Glutamat wird aus der Aminosäure L-Glutamin gebaut. L-Glutamin ist ebenfalls in allen proteinreichen Nahrungsmitteln enthalten. L-Glutamin wird von einigen Sportlern zusätzlich eingenommen, es hilft beim Muskelaufbau.

Das eine (GABA) wird also aus dem anderen (Glutamat) gemacht. Trotzdem sind beide Stoffe gleichwertige Neurotransmitter. Botenstoffe, allerdings mit gegensätzlichen Aufgaben.

GABA und Glutamat: ein Wechselspiel

Fast wie bei einem alten Ehepaar: Der eine regt sich auf, der andere hält beruhigend dagegen. Glutamat ist der Aufreger, GABA der Runterregler. Beide liefern sich ein ständiges Wechselspiel. Arbeiten Sie fokussiert, steigt die Glutamatkonzentration an. Sie fühlen sich wach und können sich gut konzentrieren. Gut. Ist der Tag jedoch mit zu viel Stress vollgestopft, wird Cortisol in großen Mengen ausgeschüttet. Es gibt das Signal für immer mehr Produktion von Glutamat. Schließlich ist das Gehirn im Daueralarm.

Kurzfristig kann ein solcher Kick sinnvoll sein: Jeder Rettungssanitäter wird bestätigen, wie hellwach er im Einsatz ist, wie blitzschnell er reagieren und sein Handeln trotzdem wie in Zeitlupe beobachten kann. Wieder ein Ergebnis der Evolution!

Denn lauerten wir in diesem Zustand einem Schwarzbären mit Pfeil und Bogen auf, hätten wir gute Chancen auf ein schönes Steak am Lagerfeuer. Am Abend, nach dem Essen, verkrümelten wir uns müde in unsere Höhle, ruhten uns aus. Wir wären angenehm satt, wir wären glücklich, überhaupt noch am Leben zu sein, und würden in aller Ruhe den Cortisol- und Glutamatspiegel herunterregeln. Gute Nacht.

Nun ist die Evolution eine langsame Sache. Während unsere Molekularbiologie noch auf Höhlen und Schwarzbären eingestellt ist, sitzen wir mit Bluthochdruck, viel zu viel Glutamat im Hirn und Stresshormon bis zur Nasenspitze in Meetings. Ohne Chance, das Cortisol rennend abzubauen, ohne Lagerfeuer in der Dämmerung. Und so ist unser Gehirn abends nach dem Viertelnachachtfilm noch immer in höchstem Alarmzustand. An Schlaf ist nicht zu denken. Die ganze Nacht nicht. Am nächsten Tag übermüdet, das ist weiterer Stress für den Körper.

Der Cortisolspiegel steigt noch höher, lässt immer mehr Glutamat produzieren. Und dann? Knickt die GABA-Kurve nach unten weg. Das Gehirn findet nicht mehr zur Ruhe, dann kreisen die Gedanken, sie springen von einem Thema zum nächsten, lassen sich kaum mehr kontrollieren.

Überzeugt? Dass wir alles tun sollten, um GABA zu stimulieren?

Mehr GABA!

Fehlt GABA, kommt es zu Depression, Angstzuständen, Stress und Schlafproblemen. Die Gründe für das Fehlen können vielfältig sein. Denn wie bei jedem Stoffwechselvorgang braucht der Körper das richtige Baumaterial, bei GABA sind Glutamat und L-Glutamin die richtigen Materialien, der Körper braucht die richtigen Enzyme und die passenden Cofaktoren, damit die Enzyme wirken können.

Im Fall von GABA ist es die aktivierte Form des Vitamins B_6, das als Cofaktor in der Synthese von GABA eine zentrale Rolle spielt. Und Magnesium. Fehlt es an Aminosäuren, an Vitamin B_6 oder Magnesium, gerät das System aus der Balance. Die Stimmung geht in den Keller, das Schlafen wird schwierig.

Wenn der Darm B_6 nicht mag

Also B_6. Bei Vitamin B_6 kann es allerdings passieren, dass Sie zwar genug davon essen, aber kaum etwas davon im Körper ankommt. Warum? Guter Schlaf beginnt nicht im Gehirn, sondern im Darm.

Vitamin B_6 muss von speziellen Darmbakterien aufgenommen und aktiviert werden. An der richtigen Darmflora hapert es aber oft. Zu viele Kohlenhydrate lassen die schlechten Darmbakterien die Oberhand im Magen-Darm-Trakt übernehmen, oder Antibiotika zerstören die wertvollen, die guten Bakterien.

Schon gewusst? Die Darmflora braucht nach einer einzigen Behandlung mit Antibiotika gut zwei Jahre, um ihr gesundes Gleichgewicht wiederzufinden. Nachhelfen kann man mit probiotischen Bakterien in Form von Nahrungsergänzungsmitteln. Dabei gilt: Nur viel hilft viel. Eine Tagesdosis sollte mehrere Milliarden Bakterien enthalten, damit sie ihre Wirkung überhaupt entfalten kann.

Ziemlich schlechte Karten hat B_6 auch dann, wenn der Darm nicht mit Gluten (dem Klebereiweiß des Getreides) zurechtkommt. Glutensensitivität kann die Aufnahme von Vitamin B_6 behindern, als Folge tritt dann ein Mangel an GABA auf und in der Folge wiederum Schlafprobleme.

Eine Glutensensitivität zeigt sich in vielfältigen Symptomen: Verdauungsprobleme, Kopf-, Muskel- und Gelenkschmerzen sowie Müdigkeit. Nicht verwechseln: Eine Glutensensitivität ist keine Glutenunverträglichkeit. Bei einer echten Zöliakie ist die Darmschleimhaut sichtlich verändert. Bei Sensitivität reagiert sie lediglich empfindlich auf Gluten.

An Vitamin-B_6-Mangel leidet Schätzungen zufolge jeder zweite Deutsche. Und da wundert man sich über die unausgeschlafene Republik? Aufwachen!

Bahn frei mit Zink, Kalzium und Magnesium

Selbst wenn alle Bausteine und Enzyme für die Herstellung von GABA in den Nervenzellen vorhanden sind, wird das zum Einschlafen noch nicht reichen. Denn GABA wirkt *zwischen* den Zellen, es übermittelt Signale von einer Zelle zur nächsten.

Daher muss sie es aus der einen Nervenzelle herausschaffen und von der nächsten Nervenzelle als GABA erkannt werden. IT-Experten kratzen sich jetzt am Kopf: »Ein Schnittstellenproblem?« Richtig. Ein Schnittstellenproblem der Molekularmedizin. Los geht's:

Damit GABA überhaupt aus der Zelle herauskommt, ist das Säuremolekül auf Zink und Kalzium angewiesen. Diese Vitalstoffe regulieren die Ausschüttung von GABA. Wenn sie denn da sind! Oft sind sie es leider nicht. Gerade Zink muss ich oft mit der Lupe suchen. Dabei ist gerade das so einfach aufzufüllen.

Angenommen, es ist genug Zink da, und GABA schafft es aus seiner Nervenzelle heraus. Wie geht es dann weiter? Die nächste Zelle muss GABA erkennen und an sich binden. Zu diesem Zweck hält sie extra Rezeptoren bereit. GABA kann aber nur an diesen Rezeptoren landen, wenn Magnesium vorhanden ist. Auch das ist häufig mit der Lupe zu suchen!

Magnesiummangel ist noch stärker verbreitet als Vitamin-B_6-Mangel – fast 80 Prozent der Frauen und 70 Prozent der Männer haben zu wenig davon. Und die wundern sich dann, dass sie so hibbelig im Bett liegen, statt zu schlafen.

Sie erinnern sich: Magnesium ist das Salz der Ruhe. Jetzt wissen Sie auch, warum genau das so ist.

Glutamat als Geschmacksverstärker?

Tiefgefrorenes ist oft fad, Gerichte, denen es an Proteinen und Fetten fehlt, fehlt es häufig auch an Geschmack. Schon wird Glutamat zugesetzt. Gut für die Lebensmittelindustrie, sie kann somit günstig minderwertige Fertiggerichte herstellen, die trotzdem gegessen werden. Schlecht für den Kunden, er bekommt nicht die nötigen Nährstoffe und merkt es nicht einmal.

Nicht jeder verträgt Glutamat, manch einer erlebt sogar heftige Reaktionen, bekannt als »China-Restaurant-Syndrom«. Interessant: Vergleicht man die Symptome des China-Restaurant-Syndroms mit einer Überdosis GABA (20 Gramm pro Tag), weisen sie Ähnlichkeiten auf. Eine Geschmacksverstärkerunverträglichkeit zeigt sich durch einen trockenen Mund, Taubheitsgefühle in der Mundhöhle, Juckreiz, Hautrötungen, Herzrasen oder Herzrhythmusstörungen, Kopfschmerzen, Nackensteife, Gliederschmerzen und Übelkeit. Nach einer bewusst induzierten Überdosis GABA in einer Studie berichteten die Teilnehmer über Kribbeln im Gesicht und Nacken und von Veränderungen des Herzschlages und der Atmung sowie von Magenschmerzen.

Wer will das schon? Also gut hinschauen und das Kleingedruckte lesen. Auf den Lebensmittelverpackungen wird Glutamat hinter den Namen *Mononatriumglutamat, Geschmacksverstärker* oder den Nummern E 620 bis E 625 versteckt. Auch *Hefeextrakt* als Biozutat ist nichts anderes. Im Gegensatz zu den Geschmacksverstärkern in konventionellen Produkten ist die Glutamatkonzentration in Hefeextrakt etwas geringer. Immerhin.

Nachts, wenn das Wunder geschieht

Die Nacht ist eine Achterbahn. So zumindest sehen die Kurven aus, die unsere typischen Schlafphasen darstellen. So etwas wie »ruhigen« Schlaf hat unsere Natur offenbar nicht vorgesehen. Lieber führt sie uns im 90-Minuten-Rhythmus hinunter in die tiefsten Täler des Tiefschlafs, um uns dann wieder hinaufzujagen in das irre Kopfkino des REM-Schlafs. Dass wir uns nach zwei- bis viermal Tiefschlaftauchen und fünfmal Kopfkino überhaupt ausgeruht fühlen, ist eigentlich erstaunlich. Aber eins nach dem anderen.

- Wie wird Schlaf eigentlich gemessen?
- Was passiert genau in unserem Kopf, wenn wir wach sind?
- Warum ist das Einschlafen manchmal so schwierig?
- Was macht den Tiefschlaf so besonders?
- Warum träumen wir?
- Und was passiert, damit wir »ausgeschlafen« wieder aufwachen?

Eine Mütze voll Schlaf

Wenn sich jemand den Schlaf vermessen lässt, führt kein Weg daran vorbei: Irgendwann sitzt er mit einer voll verkabelten Messhaube da und sieht aus wie eine Kreuzung aus Vogelscheuche und Science-Fiction-Cyborg. Eindrucksvoll.

»Sich eine Mütze Schlaf holen« bedeutet umgangssprachlich ja eigentlich, nach Gefühl so viel zu schlafen, bis man sich wieder fit fühlt. In der Medizin nimmt man eine verkabelte Mütze, um die Wellen ganz genau zu vermessen, die im Schlaf durchs Hirn zucken.

In dieser Mütze sitzen gleichmäßig verteilte Elektroden, die elektrischen Strom messen können. Richtig gelesen, Ihr Gehirn erzeugt echten Strom. Der ist allerdings viel schwächer als der Strom aus der Steckdose.

Dieser Strom kommt immer dann zustande, wenn Nervenzellen Signale weiterleiten. Im Ruhezustand sind Nervenzellen negativ geladen. Kommt ein Nervensignal, so strömen für kurze Zeit positive Ionen in die Zelle. Die polen die Nervenzelle für kurze Zeit um. Von minus zu plus. Nach der Erregung pendelt sich die Ladung wieder bei minus ein. Jede Schwankung zwischen plus und minus ist eine Ladungsveränderung, also Strom. Und der lässt sich mit einem Elektroenzephalogramm messen. EEG – hat man schon einmal gehört.

Ergebnis der Messung sind unterschiedlich gezackte Wellenlinien. Besonders eng und gleichmäßig laufen die sogenannten Alphawellen, die unser Hirn zum Beispiel während einer Meditation produziert. Die

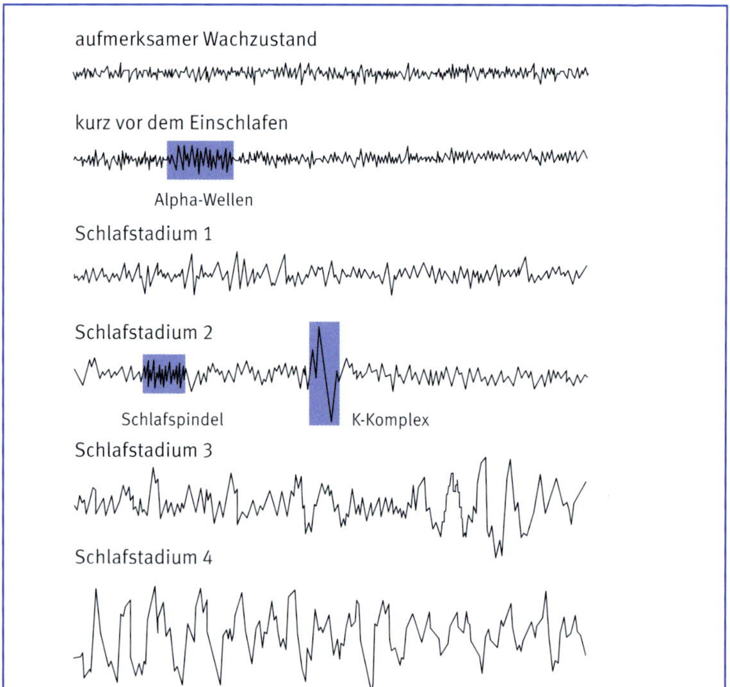

weitesten und größten Ausschläge produziert unser Hirn im Tiefschlaf. Das sind die Deltawellen.

Beschwingt durch die Nacht

Bei jedem Menschen verläuft jede Nacht ungefähr ähnlich. Hier eine kurze Reiseroute:

- **Wach:** Sind wir wach und ruhig (Meditation!), dominieren Alphawellen, bei Unruhe (Alltag!) eher Betawellen.
- **REM-Schlaf** (**r**apid **e**ye **m**ovement): Auch Traumschlaf oder paradoxer Schlaf genannt. Mit schnellen Bewegungen der Pupillen bei geschlossenen Augenlidern.
- **Erstes Schlafstadium:** Halbschlaf. Alpha- und Thetawellen im Wechsel, gelegentlich tauchen auch noch Betawellen auf. Übergang zwischen Wachen und Schlafen.
- **Zweites Schlafstadium:** Leichtschlaf. Überwiegend Thetawellen, aber auch sehr enge Ausschläge (»Schlafspindeln«) und hohe Ausschläge (»K-Komplexe«). Die hohen Ausschläge sind schon als Deltarhythmus erkennbar, eine Vorschau auf den Tiefschlaf.
- **Drittes Schlafstadium:** Leichter Tiefschlaf. Wechsel von Theta- und Deltawellen. In dieser Phase ist das Wecken noch möglich, aber nicht leicht.
- **Viertes Schlafstadium:** Tiefschlaf. Deltawellen. Wecken in dieser Phase ist schwierig. Nach dem Aufwachen ist minutenlange Benommenheit typisch.

Die Reise verläuft während der Nacht mehrmals ähnlich: Beim Einschlafen durchqueren wir die Schlafstadien 1 und 2, sinken dann hinab in den leichten Tiefschlaf und kommen nach 70 bis 80 Minuten im Tiefschlaf an. Von dort aus steigen wir wieder auf zum Leichtschlaf, durchqueren wieder die Phasen 2 und 1 und landen schließlich im Kino: Am Ende jedes 90-minütigen Schlafzyklus (+/- 20 Minuten) spielt eine REM-Episode. Während oder nach dieser Traumphase wachen wir typischerweise kurz auf, erinnern uns aber später nicht mehr daran. Und dann geht die nächste von insgesamt vier bis sechs Rundreisen los.

Wichtig zu wissen: Von Rundreise zu Rundreise werden die Tiefschlafphasen kürzer. Nach etwa fünf Stunden Schlaf sinken wir gar nicht mehr in den Tiefschlaf und wachen häufiger auf. Gleichzeitig dauern die REM-Phasen länger an. Träumen wir in der ersten Rundreise etwa zehn Minuten lang, so kann sich die Traumphase im letzten Schlafzyklus auf eine Dreiviertelstunde ausdehnen.

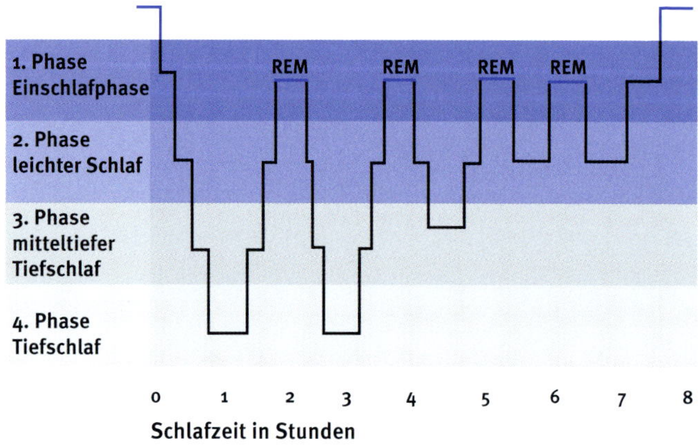

Wach sein: Lieber Alpha statt Beta

Je mehr das Hirn zu tun hat, desto kurzwelliger sind die durchzuckenden Gehirnströme. Und Stress heißt: viel zu tun. Dann bewegt sich der aufgezeichnete Graph schnell. Die Ausschläge nach oben und unten sind mäßig, doch ist ihre Abfolge sehr dicht – ein eng gedrängtes Zickzackmuster. So sehen Betawellen aus.

Gut zu wissen: Auch wenn wir aufgeregt sind, können einzelne Gehirnzellen im ruhigen Alphazustand arbeiten. Entscheidend für das EEG ist jedoch, wie sich der Großteil der Nervenzellen verhält.

Im Betazustand werden Stresshormone ausgeschüttet, die Aufmerksamkeit liegt im Außen, der Zustand ist geprägt von innerer Unruhe, prüfendem Denken, Sorge oder sogar Angst. Manch einer wird diesen Zustand als normal empfinden.

Nun, ich ziehe den Alphazustand vor. Den Zustand der inneren Entspannung, auch unter Stress. Ist messbar: Alphawellen zeigen im EEG ein anderes Zickzackmuster als die Betawellen. Der Graph ist in die Breite gezogen, die Ausschläge nach oben und unten sind größer und zwischen dem Auf und Ab ist mehr Platz. Die meisten Nervenzellen arbeiten langsamer. Viele Menschen verspüren diesen Zustand erst kurz vor dem Einschlafen, doch kann man auch den Großteil des Tages im Alphazustand verbringen. Reine Übungssache.

Den entscheidenden Unterschied zwischen schnellem und langsamem Denken hat uns vor nicht allzu langer Zeit der Psychologe und Nobelpreisträger Daniel Kahnemann in seinem Spiegel-Bestseller *»Schnelles Denken, langsames Denken«* nahegebracht.

Schnelles Denken geschieht automatisch aus erlernten Mustern heraus, ermöglicht uns blitzschnelles Reagieren in gefährlichen Situationen. Allerdings sind heute die meisten Situationen nicht so lebensbedrohlich wie ein Säbelzahntigerangriff in der Steinzeit, trotzdem reagiert das Gehirn noch immer mit schnellem Denken. Also nicht besonders differenziert. Immer nach Schema F.

Im Alphazustand, dem Zustand des langsamen Denkens, können wir Situationen differenzierter erfassen und viel besser und kreativer durchdachte Entscheidungen treffen. Langsames Denken heißt entspanntes, »cooles« und gleichzeitig fokussiertes Denken. Führt nachweislich zu besseren Ergebnissen. Und lässt sich trainieren. Mit Meditation.

Und erklären. Mit Molekularmedizin: Wenn das Gehirn im Alphazustand ist, steigt die Konzentration des Neurotransmitters GABA so an, dass jede »überflüssige« Nervenaktivität gehemmt wird. Heißt konkret: Das panische Sich-Sorgen-Machen, das hektische Was-wenn-die-Bahn-schon-weg-ist, all dieser Stressschrott kann unter dem Einfluss von GABA nicht mehr gedacht werden. Geht nicht. Lässt GABA nicht zu, indem es solche Nervenimpulse erst gar nicht weiterleitet. Das ist der Grund, warum Menschen nach intensiver Meditation, auch nach Gebet, auch nach meditativem Lauf so tiefenentspannt lächeln. Die kann nichts aus der Ruhe bringen – und das hat nicht einmal etwas mit Disziplin oder Mut zu tun. Das ist Molekularmedizin! GABA ist der Stoff, der dem Denken den Fokus gibt, gleichzeitig verbreitet er eine zuversichtliche Grundstimmung.

Einschlafen: Alpha und Theta

Beim Einschlafen verlangsamt sich das synchrone Auf und Ab der Nervenimpulse. Der Rhythmus wird langsamer. Und unter die Alphawellen mischen sich Thetawellen. Manchmal zuckt auch noch eine stressige Betawelle dazwischen.

Manch einer von uns bleibt sehr lange in diesem Zwischenstadium hängen. Die Augen fallen immer wieder zu, schrecken immer wieder auf. Alpha-, Beta- und Thetawellen ringen um die Vorherrschaft, bis irgendwann wirklich Schluss ist. Und die Nervenzellen des Gehirns ein Konzert starten, in dem Sie sich nur noch auf die eigenen Schwingungen besinnen. Und die Schwingungen der Welt da draußen ganz einfach … abschalten. Dann ist er endlich da, der Schlaf.

Fragt sich nur: Warum dauert das oft so lange? Das Einschlafen? Um das zu verstehen, unternehmen wir einen kurzen Abstecher nach Asien. In ein Kampfsport-Dojo.

Das Türchen zum Schlaf

Wie, glauben Sie, schaffen es die Kämpfer hier, mit der Handkante sechs Tonziegel zu durchschlagen? Mal nachgedacht? Ein kluger Mensch würde nach einigem Zögern ausholen, zuschlagen und kurz vor dem rauen Stein zurückzucken. Abbrechen. Weil er genau weiß, er schafft es sowieso nicht.

Ein Optimist (nennen wir's mal so) würde die Augen schließen, einen lauten Schrei ausstoßen und einfach kräftig zuschlagen. Und dann jammernd seine blutige Hand betrachten. Schon die Vernunft sagt einem ja, dass man sechs Steine nicht so nebenbei zerbrechen kann.

Dennoch schaffen es diese Kämpfer. Die trainieren das. Ja, was trainieren die? Kraft? Glaube ich nicht. Kraft haben die sowieso. Eine derbe Hornhaut? Wäre jedenfalls ein Plus. Aber eben doch nicht der entscheidende Punkt.

Der entscheidende Punkt ist eine ganz bestimmte Vorstellung. Wenn Sie wollen, eine mentale Technik. Die konzentrieren sich auf die siebte Platte. Die gar nicht da ist. Und DIE sehen sie in Gedanken gerade zerbrechen. Unter ihrer stählernen Handkante. Sie schlagen also nicht auf den Stein, sondern hinter den Stein.

Will sagen: Sie sehen sich bereits im Ziel.

Auch beim sportlichen Wettkampf geht es darum, schon da zu sein. Ich habe mich nur ganz flüchtig auf der Rennstrecke, aber immer schon hinter der Ziellinie gesehen. Im Trubel der Zuschauer, der Familie, der Athleten. Habe dort genüsslich meine Cola getrunken, die Beine ausgestreckt und stolz gegrinst. Das war für mich Ironman.

Eine schreckliche Vorstellung, sich über die Lavawüste Gedanken zu machen. Oder über die Panne. Oder über den Gegenwind. Oder über die leeren Beine. Weshalb darüber nachdenken? Kommt sowieso. Und wenn's kommt, werden Sie damit fertig, weil Sie sich ja schon im Ziel gesehen haben. Sie sind ja schon da. Sie brauchen dieses Wohlgefühl hinter der Ziellinie. Das erst trägt Sie durch den Wettkampf.

So schläft man endlich ein. Viele machen jeden Abend den gleichen Fehler: Sie steigen schon mit Bangen und Zagen ins Bett. *»Was das heute wieder geben wird? Wie lange ich diesmal brauchen werde! Ob ich lieber gleich wieder aufstehen und erst etwas lese? Noch etwas trinke?«* So grübeln sie herum.

Weil sie sich vor dem Türchen zum Schlaf sehen. Schlaf ist etwas ganz da hinten, hinter der Mauer. Versperrt. Da wollen sie zwar hin, aber nachdenken tun sie über das »Davor«. Kein Wunder, dass ihr Unterbewusstsein sich mit »davor« beschäftigt und sich alle Mühe gibt, ihren Wünschen zu folgen: »Davor bleiben!« Bloß nicht hinüberrutschen in den Schlaf! Genau das sind die heimlichen Befehle, die sie dem Unterbewusstsein geben. Das Unterbewusstsein hört uns ganz genau zu. Versteht unsere Bilder besser als wir selbst.

Dahinten ist der Schlaf. Da wollte ich eigentlich hin. Aber ich bin hier. Und grübele, was ich hier und jetzt tun soll.

Einfach schon da sein

Dabei macht es jedes dreijährige Kind uns doch vor, oder? Legt sich hin, kuschelt sich ins Kissen, hält seinen Teddybär und … ist weg. Noch nie darüber nachgedacht, wie das Kind das macht?

Das Kind hat einen ganz einfachen Trick: Das ist schon da. Das ist schon am Ziel. Das schläft schon, bevor es schläft. Zuerst mental, dann real.

Mental ist einfach: Fühlen Sie, wie sich Gliedmaßen im Schlaf anfühlen. Nämlich schwer. Noch viel schwerer. Sie sind ständig verspannt. Übrigens auch im Bett. Merken Sie natürlich erst dann, wenn Sie sich darauf konzentrieren. Tatsächlich – die linke Schulter, die linke Hand war soeben angespannt. Obwohl Sie doch schlafen wollten, bereits im Schlaf sein wollten.

Also sehen und fühlen Sie sich als ein Mensch, der bereits im Tiefschlaf liegt. Sie sind schon im Ziel. Das kann man üben. Sie haben jede Nacht Zeit dazu.

Wer einschlafen will wie ein Kind, muss sich benehmen wie ein Kind: Er muss bereits vorher dort sein, im Traumland. Im Land, wo alles möglich ist. Tom Waits meint: wirklich alles! (*Bittrich 2012, S. 39)*

> »Der Moment des Einschlafens
> ist der Moment der Anarchie.«
>
> TOM WAITS

Auf dem Weg zum Tiefschlaf

Endlich eingeschlafen. Aber noch nicht ganz. Spitzfindige Schlafforscher messen jetzt erst einmal das Schlafstadium Nummer 2, genannt

Leichtschlaf. Sichtbar durch großzackige, schöne Thetawellen. Allerdings durch zwei andere Muster unterbrochen. Das eine sieht aus wie eine kleine Erinnerung an den Wachzustand: hektisch sich aufbauende Wellen, nur eine Sekunde lang. Mit viel Fantasie kann man in diesem Wellenmuster eine Spindelform erkennen – und so heißt dieser Ausschlag denn auch: Schlafspindel.

Das andere Muster, das sich in die Thetawellen hineinschmuggelt, ist eine kurze Vorschau auf den kommenden Tiefschlaf. Ein im Vergleich mehr als doppelt so hoher Ausschlag, genannt K-Komplex, der nicht zufällig schon genauso aussieht wie eine Deltawelle.

Und damit ist die nächste Phase da: eine kleine Mütze *leichter Tiefschlaf,* vielleicht 15 Minuten lang. Hier wechseln sich Thetawellen und Deltawellen ab. Der Anteil der sehr langsamen Deltawellen liegt jetzt bei 20 bis 50 Prozent. In den Leichtschlafphasen hat sich die Skelettmuskulatur bereits entspannt, jetzt lässt sie noch einmal deutlich mehr Spannung los.

Und dann ist er da, der Tiefschlaf. Was für den Wellensalat im Kopf heißt: Endlich Ruhe da oben!

Tiefschlaf: endlich Delta

Im Tiefschlaf treten hauptsächlich Deltawellen auf. Das Zickzackmuster ist noch stärker in die Breite gezogen, und die Zacken schlagen im Vergleich zu den anderen Wellentypen sehr viel weiter nach oben und unten aus. In diesen traumlosen Phasen steigt die für die Regeneration des Körpers und des Gehirns wichtige HGH-Konzentration auf ihr Maximum. Auch das Immunsystem baut in dieser Zeit besonders viele neue Abwehrzellen.

Hochleistung braucht Tiefschlaf

Der Tiefschlaf ist für die Gesundheit besonders wichtig. Jetzt sind mehr als 50 Prozent aller Gehirnwellen im Deltamodus. Am längsten und intensivsten ist die erste Tiefschlafphase, die idealerweise vor Mitternacht stattfindet. Die nächsten Tiefschlafphasen sind dann zwar immer noch tief, aber schon deutlich kürzer.

In der tiefsten Phase schläft man, das kennen wir aus Erfahrung, fest »wie ein Stein«. Ein äußerer Reiz muss schon sehr heftig daherkommen – Lärm, Rütteln, ein Lichtblitz –, um sich überhaupt in unser Bewusstsein drängeln zu können. Es ist nicht einfach, einen Erwachsenen aus dieser Phase zu wecken. Und wenn es doch gelingt, hat der mit Sicherheit schlechte Laune. Dass sich Kinder aus dieser Phase manchmal gar nicht wecken lassen, hat schon seinen Grund. Kinder sind Hochleister. Und Hochleistung braucht Tiefschlaf.

Wer nicht tief schläft, tickt aus

Der Energieverbrauch einiger Gehirnzellen ist beim Schlafen messbar höher als im wachen Zustand, das deutet auf allerlei Aktivitäten hin. Dieses Phänomen untersuchten Wissenschaftler an der Harvard Medical School an Ratten. Weil sich viele Stoffwechselabläufe bei Ratten und Menschen ähneln, lassen sich daraus auch Schlussfolgerungen für den Menschen ziehen. In der Studie wurde die Energie im Gehirn der Ratten gemessen, und zwar direkt, anhand der Konzentration der ATP-Energiemoleküle.

Die Forscher fanden heraus, dass nachts der ATP-Spiegel genau in den Regionen des Gehirns ansteigt, die während des Wachzustandes besonders viele Nervensignale übertragen haben. Bei ihrer Messung fanden die Forscher in einigen Teilen des Gehirns auch eine Korrelation zwischen Deltawellen, die den Tiefschlaf charakterisieren, und einem sehr starken Anstieg der ATP-Konzentration.

Schlussfolgerung: Wo tagsüber viel los war, muss nachts viel aufgeräumt werden. Zellen werden erneuert und repariert, und das braucht Energie. Den stärksten Anstieg an ATP registrierte man in den Zellen des präfrontalen Cortex. Das ist der Bereich des Gehirns, in dem Sinneseindrücke verarbeitet und Handlungen geplant werden.

Was passiert also, wenn wir nicht schlafen? Oder zu wenig? Dann gerät der präfrontale Cortex von Nacht zu Nacht mehr in Unordnung. Irgendwann ist es dann nicht mehr möglich, situationsangemessen zu reagieren und die Emotionen zu regulieren. Der Mensch tickt aus.

Das weiß man auch aus Studien an Personen, die schwere Hirnverletzungen überlebt haben. Menschen, deren präfrontaler Cortex beschädigt wurde, können tatsächlich nicht mehr langfristig planen. Das Kurzzeitgedächtnis funktioniert nicht mehr richtig, sie haben Schwierigkeiten, Entscheidungen zu treffen, das Verhalten wird inflexibel, es kommt zur Persönlichkeitsveränderung, selbst soziale Normen werden nicht mehr eingehalten.

Beobachtet man Personen mit lang anhaltenden Schlafstörungen, kann man ähnliche Veränderungen erkennen, allerdings in abgeschwächter Form: Entscheidungen werden irrational, Betroffene werden vergesslich, egoistisch und reagieren auf negative Erlebnisse besonders heftig.

Der präfrontale Cortex ist eng mit der Fähigkeit des Denkens verknüpft. Verletzungen in dieser Gehirnregion führen zu einer Verminderung der Intelligenz. Im Umkehrschluss heißt das: Ein guter und langer Schlaf fördert die Intelligenz.

Kopfkino: REM-Schlaf

In der Traumphase zeigt das EEG ein noch weiter in die Breite gezogenes Zickzackmuster. Die Zacken schlagen weit nach oben und unten aus, zwischen ihnen ist viel Platz. Dieses Muster heißt Theta und entsteht üblicherweise nur im Schlaf.

Im Thetazustand entstehen Träume, die währenddessen als real und zudem realistisch erlebt werden. Treten Thetawellen im Wachzustand auf, ermöglichen sie plastische Vorstellungen und Fantasiebilder, Kreativität und eine hohe Lernfähigkeit.

Fantasie schwingt auf Thetawellen

Kinder bis zum zehnten oder zwölften Lebensjahr zeigen einen hohen Anteil an Thetawellen im Wachzustand. Kein Wunder, dass sie einerseits problemlos mit ihrem imaginären Pony ausreiten und andererseits den Umgang mit dem Smartphone rasend schnell erlernen.

Betawellen bügeln die Traumwelt platt. Kennen Sie alle: Manchmal wachen Sie mitten in der Nacht auf, haben noch einen ungefähren Eindruck von Ihrem Traum und … klammern sich daran, versuchen, gleich wieder in den Traum hineinzuschlüpfen in dem sicheren Wissen: Wenn Ihnen das gelänge, würden Sie auch gleich wieder schlafen.

Nur: Durch dieses Bemühen schalten Sie den Betawellensalat auf Schleudergang. Schon entgleitet Ihnen der Traum immer ein bisschen mehr und … auf einmal sind Sie wach. Die Idee, auf Thetawellen in den Traum zurückzugleiten und damit auch zu schlafen, die Idee war goldrichtig.

REM-Paralyse

Nachts ist in den Muskelzellen viel los, es werden neue Proteinstränge eingebaut, und die Mitochondrien strukturieren sich um. Trotzdem ist die Muskulatur wie gelähmt, besonders in den Traumphasen. Ausgelöst wird das durch ein Nervenbündel im Brückenhirn, das während der Traumphasen eine Hürde baut. Auf diese prallen alle Nervenimpulse aus dem Gehirn, die eigentlich über das Rückenmark zu den Muskeln funken wollen. Unsere Augen sind von dieser Hürde nicht betroffen, ihre Impulse laufen nicht über das Rückenmark. So können wir während unserer Träume munter mit den Augen rollen. Was wir auch ausgiebig tun: Die Traumphase heißt ja nicht zufällig REM-Phase – **R**apid **E**ye **M**ovement!

Die Hürde bringt also einen großen Vorteil mit sich: Indem die Muskulatur ruhiggestellt wird, werden die meisten Erlebnisse der Träume *nicht* körperlich ausagiert. Besser so … ganz offensichtlich.

Diese »Lähmung« der Muskulatur kann bis zu 20 Minuten anhalten. Bei Albträumen reicht die induzierte Lähmung manchmal nicht aus, dann wird trotzdem gestrampelt, gegrummelt und manchmal sogar geschrien.

Auf unsere Sprachmuskulatur wirkt die Lähmung ebenfalls nicht vollständig: Etwa die Hälfte der Kinder und Jugendlichen spricht, summt oder singt sogar während des Schlafs – einzelne Worte, manchmal auch ganze Sätze. In der Pubertät verschwindet das als »Somniloquie« bezeichnete Phänomen zumeist, bei fünf von 100 Erwachsenen bleibt es aber erhalten.

Aufwachen: Rückreise zu Alpha

Gegen Morgen erleben wir keine Tiefschlafphasen mehr, sind dafür aber besonders lange im Kopfkino unterwegs. Und wachen immer häufiger kurz auf. Bis wir schließlich ganz wach sind – etwas verwirrt vielleicht, vom letzten Traumfilm, der am Morgen besonders seltsam geraten kann. Kennt man.

Studien haben gezeigt, dass wir direkt nach dem Aufwachen sogar etwas blöde sind. Wir erreichen gerade mal zwei Drittel unserer Leistungsfähigkeit. Eine ziemlich wichtige Nachricht an alle Menschen mit hoch verantwortungsvollem »Bereitschaftsdienst« in der Nacht …

Ein gutes Team: Melatonin und Cortisol

Am Morgen hilft uns Cortisol beim Aufwachen, es aktiviert viele Stoffwechselabläufe, steigert die Schlagkraft des Herzmuskels, den Blutdruck und die Atemfrequenz und lässt fokussierte Gedanken entstehen.

Cortisol und Melatonin sind wie ein Team im Staffellauf. Am Abend gibt Cortisol das Staffelholz an Melatonin ab. Je nachdem, wann wir genau zu Bett gegangen und eingeschlafen sind, steigt der Cortisolspiegel gegen Morgen wieder an. In den frühen Vormittagsstunden erreicht Cortisol seinen Höchststand und nimmt Melatonin das Staffelholz aus der Hand.

Im Tagesverlauf sinken die Cortisolwerte dann wieder, gegen Mitternacht liegen sie besonders niedrig. Dann ist wieder Melatonin an der Reihe. Vier Stunden später geht's wieder los. Nächste Runde.

Wer sich jetzt wundert: Ja, Cortisol wird häufig als das Stresshormon bezeichnet. Das ist aber nur halb richtig. Cortisol ist per se kein »schlechtes« Hormon. Der Körper braucht Cortisol, um auf Hochtouren zu kommen, besonders tagsüber. Ohne geht's nicht.

Erst wenn zu viel Cortisol ausgeschüttet wird, kippt die Sache um in Stress. Wenn ich in Ihrem Blut Werte unter 100 ng/ml finde, bin ich zufrieden. Leider kommt das nur selten vor.

Cortisol unter Kontrolle halten

Ist zu viel Cortisol im Körper, ist es schwer, ins Land der Träume zu schweben. Der Körper enthält vom Cortisol weiterhin Antriebssignale. So erledigt man am Abend noch schnell dies und das, später liegt man zwar im Bett, aber an Schlaf ist nicht zu denken, denn der Verstand ist hellwach. Die Gedanken kreisen. Betawellen allüberall. Kaum eine Chance für Delta.

Zu viel Cortisol im System kann sogar die Nacht unterbrechen: Es funkt in den Leichtschlafphasen so dazwischen, dass wir aufwachen und danach nicht wieder einschlafen können. Häufig sind die Zusammenhänge offensichtlich: Stress im Job, Ärger mit der Familie, Sorgen.

Oder Stress im Organismus durch Entzündung, die oft durch Zucker, durch schlecht verträgliche Getreide-, Milch- und Sojaprodukte oder durch zu viel Omega 6 hervorgerufen werden (zur Erinnerung: Omega 3 ist die »gute« Fettsäure). Dann bleibt das Cortisol erhöht, selbst wenn mit der Familie und im Job alles gut läuft.

Schon wieder ein Teufelskreis: Ein erhöhter Cortisolspiegel lässt uns schlecht schlafen, eine schlechte Nacht lässt den Cortisolspiegel am folgenden Tag und in der folgenden Nacht weiter ansteigen, das Schlafen wird noch schwieriger.

Was kann man tun? Eine Menge: Vitamin C und E einnehmen, Wasser trinken, rausgehen an die frische Luft und im Sonnenlicht laufen, entspannen.

Es läuft wirklich immer wieder auf das Gleiche hinaus.

Kreisläufe des Lebens

Das wär's doch: Jahreskalender, die statt von vorne nach hinten einmal herum im Kreis laufen. Januar, Februar und so weiter … könnten wir uns den Dauerlauf bis zum Jahreswechsel einmal anders vorstellen – wir hätten etwas gewonnen. Warum das so ist, zeigt uns ein kurzer Ausflug in die Chronobiologie mit ihren Rhythmen: Jahr, Monat, Tag, halber Tag und – oft übersehen – ein sechstel Tag. Vier Stunden. Hoch relevant! Aber eins nach dem anderen …

Das Leben läuft in Wellen – nicht in Strecken

Chronobiologen rechnen in »circannualen Rhythmen«, das heißt so etwas wie »einmal rund um das Jahr«. Selbstverständlich sind wir im Hochsommer mit seinen vielen langen und hellen Tagen viel munterer unterwegs als im trüben Herbst oder im düsteren Winterwetter, wo wir viel mehr schlafen wollen. Ja, die Jahreszeiten haben Auswirkungen auf unser Gemüt und unser Immunsystem. Die großen Grippewellen rollen nicht zufällig immer im Winter durchs Land.

Der Mond als Taktgeber

Neben den Jahreszeiten kennen wir zahlreiche kürzere Wellen, aus dem Kalender zum Beispiel die Monatsrhythmen. Unsere Körper dagegen folgen – ganz urzeitlich – eher den lunaren Rhythmen, also den Mondphasen (29,5 Tage). Der Menstruationszyklus der Frau zum Beispiel dauert ungefähr so lange. Daneben gibt es in der Natur auch semilunare Rhythmen (14 Tage), die mit dem Zyklus der Gezeiten zusammenhängen. All diese länger als einen Tag und eine Nacht dauernden Wellen werden in der Chronobiologie unter dem Label infradiane Rhythmen zusammengefasst.

Circadiane Rhythmen (übersetzt etwa: »einmal um den Tag herum«) dauern genau 24 Stunden. Diese Wellenbewegung ist uns sehr vertraut: schlafen und wach sein, Tag und Nacht. Das passiert innerhalb dieser Welle. Nicht nur bei den Menschen: Auch Pflanzen klappen ihre Blätter dieser Welle folgend rhythmisch auf und zu oder richten ihre Blüten nach der Sonne aus.

Heute wissen wir, dass im Laufe der 24-Stunden-Welle immer wieder ganz bestimmte Gene an- und ausgeschaltet werden. Die oft als Uhrengene bezeichneten Gene steuern jede einzelne Zelle in unserem Körper. Klar, dass davon ausgehend unser kompletter Organismus auf der Tageswelle schwingt: Körpertemperatur und Stoffwechsel, Herzfrequenz und Verdauung, Lust und Laune gehen mit der Sonnenuhr.

Den Acht-Stunden-Tag gibt es nicht

Kürzere chronobiologische Wellen werden als »ultradiane Rhythmen« bezeichnet. Der Einfachheit halber hat man den kompletten Rest in diese Schublade gepackt: Zwölf-Stunden-Rhythmen, Prozesse wie die Wundheilung, die wenige Stunden andauern, aber auch den Atemrhythmus.

Und damit kommen wir zu einem großen Missverständnis unserer Zeit. Viele unserer Aktivitäten folgen einem Acht-Stunden-Rhythmus. Viele von uns haben zum Beispiel einen Acht-Stunden-Arbeitstag, schlafen gerne acht Stunden lang, und irgendwo dazwischen finden noch acht Stunden für das übrige Leben statt.

Nur: Ist unser Körper auf Acht-Stunden-Schwingungen überhaupt programmiert? Sie ahnen es schon: Nein. Ist er nicht. Hat die Evolution so gar nicht eingeplant.

Weder unser Gehirn noch unsere Muskulatur können acht Stunden am Stück arbeiten. Deshalb machen viele in der Mitte des Acht-Stunden-Arbeitsblocks eine größere »Mittagspause«. Finden wir ganz normal. Und kommen nicht auf die Idee, dass es auch in der Nacht – nach vier Stunden – eine größere, ganz natürliche Pause geben könnte.

Oft übersehen: die Vier-Stunden-Welle

Ausgerechnet Don Quijote, der zähe spanische Kämpfer gegen die übermächtigen Windmühlen. Don Quijote und viele andere Geschichten führten den Historiker Roger Ekirch von der Virginia Tech University auf die richtige Spur. Lesen Sie gerne mit:

> *»Don Quijote entrichtete der Natur seinen Zoll, indem er dem ersten Schlummer unterlag, aber den zweiten gestattete er sich nicht; ganz im Gegensatze zu Sancho, der einen zweiten Schlaf nicht kannte.«*

Da hat jemand nachgedacht. Und daraufhin eine veritable Sammelwut entwickelt: 500 Zitate aus der Menschheitsgeschichte hat Ekirch zusammengetragen. Aus Traktaten, Tagebüchern, Gerichtsakten, Medizinbüchern, aus Literatur und Drama, beginnend mit Homers Odyssee bis hin zu Geschichten von Völkern in Nigeria. Und alle zeigen, dass Menschen ursprünglich und immer in zwei Abschnitten zu je vier Stunden geschlafen haben. Vier!

Die Stunde des Wolfes

Und dazwischen: war der Mensch wach. Ganz natürlich. Und wurde aktiv. Passte aufs Feuer auf, erzählte Geschichten, widmete seine Zeit der geliebten Partnerin oder dem Partner, manch einer las ein Buch, besuchte die Nachbarn, erledigte Hausarbeit, sah nach dem Vieh.

Bis heute befolgen die Mönche des Benediktinerordens eine Regel, die der Ordensgründer Benedikt im 6. Jahrhundert aufgestellt hatte: dass man nach Mitternacht noch einmal aufstehen sollte. Zum Gebet. Was heute nach einer drastischen Disziplinarmaßnahme im Namen Gottes aussieht, war ursprünglich etwas ganz anderes. Mitnichten hat die Kirche diese Lücke im Schlaf erfunden oder erzwungen. Sie hat diese Lücke, die ohnehin da war, mit einer eigenen Regel besetzt. Wer eine solche Gebetsstunde mitten in der Nacht miterlebt hat, wird die eindrückliche Stimmung bestätigen können – Dunkelheit, Kerzenlicht und religiöse Erfahrungen passen recht gut zusammen.

»Die Stunde des Wolfes« nennt jedenfalls Schlafforscher Jürgen Zulley diese Zeit zwischen den Schlafblöcken, die typischerweise zwischen drei und vier Uhr morgens ihren Tribut fordert. Sie liegt genau zwischen zwei Tiefschlafphasen.

Die Welle wirkt noch immer

Ob sich die Schlafgewohnheiten aus grauer Vorzeit auch heute noch melden, wenn man sie denn lässt? Das wollte US-Schlafforscher Thomas Wehr genauer wissen. Und so ließ er Versuchspersonen täglich 14 Stunden in kompletter Dunkelheit verbringen. Das Ganze einen Monat lang. Natürlich hatten die Probanden anfangs Schlafprobleme, entwickelten dann aber alle ein ganz bezeichnendes Muster: Sie schliefen vier Stunden, wurden dann ein bis zwei Stunden wach, verbrachten diese Stunden in einem friedlichen und entspannten Zustand, bevor sie erneut vier Stunden eingeschlafen sind.

Ja. Wieder so ein Zwang: Mensch muss acht Stunden am Stück schlafen. Um erholt zu sein, um wieder arbeiten zu können. Eines der vielen Korsetts, in welche wir uns zwängen. Zunächst nicht schlimm, unangenehm aber dann, wenn die Realität mit dem Korsett nicht mehr zusammenpasst.

Dann beklagen Sie sich über Ihre Schlafstörungen. Liegen nachts wach. Haben ein schlechtes Gewissen. Wälzen sich. Ärgern sich. Erholen sich nicht. Oft hilft ja ein Blick in die Evolution, in die Menschheitsgeschichte.

Machen wir uns frei von der Acht-Stunden-Idee. Schlaf kann individuell sein. In der Nacht ein bis zwei Stunden wach zu sein, ist völlig normal. War es jedenfalls in der gesamten Menschheitsgeschichte. Und wenn Sie – wie ich – zwei- oder dreimal nachts wach liegen, dann freuen Sie sich einfach über sich. Sie sind eben ein ganz besonders aufgewecktes Evolutionsgeschöpf. Sehen Sie die zusätzliche Zeit doch als Geschenk! Wie wär's mit Lesen, Schreiben, Zeichnen, Meditieren? Tun Sie's! Sie kommen doch tagsüber ohnehin nicht dazu, oder?

Es werde Licht – aber bitte nicht zu viel

Leicht einzusehen, weshalb dieses ursprüngliche Schlafverhalten heute verschwunden ist: Das liegt am künstlichen Licht. An den Straßenlaternen. Die uns die moderne Möglichkeit gaben, auch nachts das Leben aktiv zu genießen. Den Abend und die Nacht zum Tage zu machen. Selbstverständlich ein Fortschritt.

Andererseits: Wenn wir heute ins Bett gehen, ist das so spät und sind wir so müde, dass wir unsere nächtliche Sonderstunde verpassen. Eigentlich ein Verlust.

Auch auf molekularmedizinischer Ebene: In der »Stunde des Wolfes« erleben wir eine besonders hohe Konzentration vom Prolaktin. Ein Hormon, das bei stillenden Müttern den Milchfluss auslöst und es Hühnern ermöglicht, so lange und so geduldig auf ihren Eiern zu sitzen. Nun, es geht mir hier nicht ums Brüten. Vielmehr um die ruhige Grundstimmung. Schlafforscher Wehr zufolge gleicht diese Stimmung in der nächtlichen Wachphase dem Zustand, den wir auch während einer Meditation erreichen. Meditation inmitten der Nacht. Eine wundervolle Idee, beschreibt Till Raether im *SZ Magazin:*

> **»Sobald man sich ein Stück herausbricht aus dem Schlaf, kommt einem die Nacht nicht mehr wie ein enger Raum vor, sondern wie ein großer, punktuell beleuchteter Saal, dessen Pracht man nur ahnen kann und der sich immer wieder aufs Neue nur für eine einzige Person öffnet.«**
>
> TILL RAETHER

Es ist gut möglich, dass wir mit dem Verzicht auf die »Stunde des Wolfes« mitten in der Nacht auch noch eine zweite Erfahrung über Bord geworfen haben: die Erfahrung wirklicher Wachheit. Den totalen Alphazustand. Wir wissen gar nicht, was uns entgeht.

Und noch ein Gedanke: Warum muss es unbedingt der Acht-Stunden-Tag sein? Ein Blick in die Mittelmeerländer zeigt, dass es durchaus anders geht. Weil es hier am Mittag ohnehin viel zu heiß ist, hat man traditionell sehr früh am Morgen auf dem Feld gearbeitet, dann eine ausgiebige Siesta gehalten und ist dann am späten Nachmittag noch einmal zur Arbeit gegangen.

Wie war das noch mit dem *savoir vivre?* Mit *dolce vita?* Schlafforscher Zulley hat eine überzeugende Antwort parat *(Ringleben 2014):*

> »Wenn man ein kurzes Nickerchen hält, steigt die Leistungsfähigkeit um 35 Prozent. Und wer das regelmäßig macht, reduziert sein Risiko für Herz-Kreislauf-Erkrankungen um 30 Prozent.«
>
> ……………………………… PETER ZULLEY …

Was wo im Körper los ist, wenn wir schlafen

Welche Stoffe am Werke sind, während wir schlafen, haben wir jetzt angeschaut. Die wundersamen Phasen unseres Schlafes haben wir betrachtet. Und die Kreisläufe des Lebens, allen voran den so oft übersehenen Vier-Stunden-Rhythmus. Lassen Sie uns jetzt eine Reise durch den Körper starten und noch einmal staunen:

- Gehirn,
- Herz und Blut,
- Verdauung und
- Muskeln,
- Haut und Haare

werden jede Nacht einer systematischen Verjüngungskur unterzogen. Jede Nacht!

Gehirn: Wo die Ideen sprudeln

»Und die Ideen sprudeln nur so im Schlaf: Einmal kurz eingenickt, und ich wache mit brauchbaren Konzepten für die nächsten zehn Jahre auf. Alles ist im Fluss. Ein unglaublicher Antrieb, jedoch nicht im Sinne von getrieben, sondern im Sinne von tiefenentspannt und nachhaltig! Während ich diese Zeile schreibe, fließen die Freudentränen in Strömen.«

Rückblick: acht Jahre Leid. Trotz »konsequenter Behandlung der affektiven Störung mit Psychopharmaka lange keine Besserung in Sicht«. Dann der Geistesblitz. Wie war das noch mit den essenziellen Stoffen?

Aufgefallen war dem jungen Mann schon länger, dass er trotz massiver Zinkgabe (100 mg) immer noch einen tiefen Zinkwert hatte. Ob das auch für andere Werte galt? Das war der entscheidende Gedankenblitz. Jetzt hat er gemessen. Gleich ein großes Blutbild machen lassen. Und die Ergebnisse verglichen jeweils mit den empfohlenen Werten *(Liste unter http://www.drstrunz.de/bluttuning.php).*

Ergebnis: Da stimmte so gut wie gar nix. Zu niedrige Werte bei

- Selen
- Magnesium
- Chrom
- Vitamin A
- Vitamin E
- Eisen
- Testosteron
- Wachstumshormon HGH
- Tryptophan und Arginin.

Und das, obwohl der junge Mann bereits mit Proteinen und Nahrungsergänzungsmitteln nachgeholfen hatte. Aber über Jahre nur »irgendwie nach Gefühl« statt genau auf den Punkt. Jetzt also anders: nach professioneller Messung der Blutwerte ganz exakt:

> *»Noch mehr Zink genommen und wieder nachkontrolliert. Dabei war mir Ihr vehementes Verweisen auf die Bedeutung von Zink für die Produktion von Testosteron und auf die immense Bedeutung von Testosteron für das Wohlbefinden und den Muskelaufbau im Ohr. Zwar natürlich immer gewusst. Aber es kommt ja meist nicht nur aufs Wissen, sondern vor allem aufs Gewichten an!«*

Ja eben. Das Gewichten! Nicht einfach nur machen, sondern richtig machen. Und dann, lesen Sie selbst:

> *»Durch konsequentes Nachfüllen bei allen Defiziten ... habe ich tatsächlich innerhalb nur weniger Tage ein inneres Feuerwerk ausgelöst.«*

Lassen wir uns die Zeilen langsam auf der Zunge zergehen. Ein inneres Feuerwerk ausgelöst. In wenigen Tagen. Ein Leben völlig auf den Kopf gestellt. Durch Molekularmedizin.

Sie haben hier gelernt, dass man eben nicht beim »Laufen« stehen bleiben darf. Ist man verletzt, kann man nämlich nicht mehr. Dann geht man eben weiter zur Molekularmedizin. Und landet schlussendlich beim Unterbewusstsein. Oder sagen wir: Glück? Noch einmal das Zitat:

> *»Die Ideen sprudeln nur so im Schlaf.«*

Da hat jemand viel verstanden, viel erlebt. Nur – was passiert da eigentlich genau? Was ist das für ein molekulares Feuerwerk? Warum sprudelt da oben überhaupt so viel Fantasie heraus, einfach so? Nach dem Nachtschlaf?

Weil unser Gehirn, anders als wir selbst, in der Nacht eben *nicht* schläft. Es wird zwar durchzuckt von langsameren und großzügiger ausschlagenden Wellenbewegungen, aber es schläft nicht.

Während unserer Nachtruhe passiert vielmehr ziemlich viel unter unserer Schädeldecke. Melatonin und GABA lassen zum Beispiel neue Verbindungen zwischen den Gehirnzellen entstehen. Diese Veränderungen auf Zellebene sind die Grundlage für das Lernen und Erinnern. So werden in der Nacht neu gelernte Zusammenhänge, Formeln oder Vokabeln abgespeichert. Neue Bewegungsabläufe – das können Schrittfolgen oder Skateboardtricks sein, Gitarrengriffe oder Chirurgenschnitte, das Essen mit asiatischen Stäbchen oder die Aussprache komplizierter Wörter – werden wiederholt und dabei trainiert. Was wir an Sinneseindrücken mit Augen, Ohren, Nase, Haut und Herz aufgenommen haben, das alles wird des Nachts ganz leise und ordentlich sortiert, bewertet und verglichen, erinnert oder vergessen. Und schlussendlich mit Emotionen verknüpft. Wobei gilt: je heftiger die Emotion, desto stärker die Erinnerung.

Das, was uns als Menschen ausmacht: unsere Identität, unser Bewusstsein, unsere Persönlichkeit sind existenziell verbunden mit unserem Schlaf. Unser Schlaf macht uns zu dem, was wir sind. Ohne Schlaf werden wir … verrückt.

Einfach fit: Herz und Blut

Sie erinnern sich an die Geschichte der Dame mit dem nächtlichen Herzrasen aus dem ersten Kapitel? Kommen wir hier noch einmal darauf zurück.

> *»Blutdruck im Durchschnitt 160/105 mm HG, ich wog 89 kg bei 174 cm. Ich hatte mich sechs Monate nicht getraut, ins Bett zu legen, sondern habe im Sitzen geschlafen auf dem Sofa. Am Morgen bin ich aufgewacht mit Herzrasen und innerem Klopfen.«*

Bei Schlafmangel verlieren die Gefäße an Elastizität, der Blutdruck steigt, die Atmung wird unregelmäßig. Wer regelmäßig nur sechs Stunden oder weniger schläft, riskiert die Gesundheit seines Herz-Kreislauf-Systems, sagt Dr. Susan Redline, Professorin an der Harvard Medical School. Eine einzige unterbrochene oder zu kurze Nacht verursacht bereits Schäden am System.

Der Grund liegt auf der Hand: Die nächtliche Generalüberholung wird gestört, gleichzeitig rast das Blut nonstop mit Hochdruck durchs System: *»Am Morgen bin ich aufgewacht mit Herzrasen und innerem Klopfen …«*. Wenn aber Blut mit hohem Druck durch die Gefäße gedrückt wird, ohne dass Zeit für Reparaturarbeiten bleibt, gehen auf

Dauer die Gefäße kaputt. Besonders anfällig sind – ganz ähnlich wie Wasserleitungen im Haus – die Stellen mit Abzweigungen, etwa an der Halsschlagader. Schlafmangel macht herzkrank.

Schlaf ist ein Herzverstärker

Genauso richtig ist der Umkehrschluss: Schlaf ist ein Herzverstärker. Bewiesen durch eine Studie an der University of Birmingham. Hier ließen Wissenschaftler eine Gruppe von herzkranken Probanden fünf Nächte hintereinander zehn Stunden lang schlafen. Sie stellten eine deutliche Verbesserung der Atmung und der Elastizität der Blutgefäße fest.

Hinter der wunderbaren Wirkung des Heilschlafs steckt das Wechselspiel zwischen Melatonin, Cortisol und Noradrenalin. Nachts strömen weniger Noradrenalin und Cortisol durch die Blutbahnen.

- Das Herz reagiert darauf, indem es entspannt, langsamer schlägt. Dadurch verlangsamt sich die Blutzirkulation, es wird weniger Sauerstoff transportiert, der Blutdruck sinkt. Pulsfrequenz und Blutdruck erreichen ihre Tiefpunkte gegen drei Uhr morgens.
- Danach wacht das Herz langsam wieder auf. Es beginnt schneller zu schlagen und braucht für seine Muskeltätigkeit Sauerstoff, die Atemfrequenz steigt etwas an. Das Herz wird immer aktiver, bis etwa drei Uhr nachmittags. Gemerkt? Hier haben wir es mit einem Zwölf-Stunden-Rhythmus zu tun.
- Am Nachmittag leitet das Herz die erholende Phase ein, Puls und Blutdruck fallen ab. Dem Abend mit ruhigem Herzen und einer erholsamen Nacht steht dann nichts mehr im Wege.

Perfekt eingespielt auf die Herztätigkeit haben sich die Erythrozyten, das sind die Transportschiffchen für den Sauerstoff im Blut, und das Hämoglobin, das ist so etwas wie ein einzelner Sitz in dem Transportschiff. Ihre Konzentration von Erythrozyten und Hämoglobin steigt in den Morgenstunden an und erreicht ihr Maximum am frühen Nachmittag, danach sinkt sie wieder ab *(Hildebrand et al. 2013, S. 125)*.

Darum: Sport am Morgen

Das Herz ist am Morgen aktiver als am Abend, das Blut kann mehr Sauerstoff transportieren. Nichts unterstützt diesen natürlichen Rhythmus besser als eine morgendliche Trainingseinheit.

Wer tagsüber sportlich aktiv ist, senkt die Stresshormone schon vor dem Schlafen. Während der Nacht kann das Herz-Kreislauf-System dann besonders gut entspannen. Und mehr noch: Es wird auch gründlicher repariert als ein Bewegungsmuffelherz. Bewegung kurbelt die Produktion des Wachstumshormons HGH an, nachts ist dann entsprechend mehr los in Sachen Reparatur.

Was gegen einen Lauf am Abend spricht: Dann lassen wir den Puls zu einer Zeit ansteigen, in der er – je nach Chronotyp – normalerweise runterfahren möchte. Nach der späten Trainingseinheit fallen Puls und Blutdruck natürlich wieder ab. Aber es braucht Zeit, bis sie auf Einschlafniveau abgesunken sind. So gehen die wertvollen Stunden der frühen Nachtruhe mit den besonders tiefen und heilsamen Phasen des Tiefschlafs vor die Hunde.

Also merken: Morgens bewegen, abends zur Ruhe kommen und im Tiefschlaf ganz von allein Herz und Kreislauf auf Vordermann bringen lassen. Selbstheilungskräfte sind immer da. Man muss ihnen nur die Chance geben, zu wirken. Dann passiert's im Schlaf.

Verdauen und Entgiften: Leber und Darm

Im Darm ist nie wirklich Feierabend. Muskulatur bewegt sich, in den Zellen der Darmwand werden Enzyme für die Verdauung produziert, und Millionen von Darmbakterien sind fleißig und bearbeiten das, was wir zuvor gegessen haben.

Das vergessen wir oft – dass wir nur lebensfähig sind, weil wir im Darm unzählige Bakterien mit uns herumtragen. Passt überhaupt nicht zu unseren Vorstellungen von Autonomie und Sauberkeit. Ist aber so. Ohne unsere guten einzelligen Mitbewohner, von denen es sehr viele unterschiedliche Arten gibt, wären wir tot. Natürlich gibt es auch bösartige, aber davor kann sich ein gesunder Körper schützen.

Die Aktivität des Darms wird vor allem vom Zeitpunkt der Nahrungsaufnahme und von der Zusammensetzung der Nahrung beeinflusst. Je nachdem, ob wir viele oder wenige Kohlenhydrate essen, ob wir Fertigprodukte hineinstopfen oder viel frisches Gemüse genießen, ob wir regelmäßig oder unregelmäßig essen – in der Folge sind jeweils andere Bakterienarten im Darm aktiv.

Aber es gibt auch einige rhythmische Veränderungen, die nicht von den Mahlzeiten abhängen. So nimmt der Speichelfluss von drei Uhr morgens bis etwa drei Uhr nachmittags kontinuierlich zu, danach fällt er wieder ab. Die Produktion der Magensäure hingegen hat ihren Höhepunkt gegen neun Uhr abends und ihren Tiefpunkt am späten Vormittag *(Hildebrandt et al. 2013, S. 117)*.

Melatonin aus der Filiale

Das Schlafhormon Melatonin kommt übrigens nicht immer aus der Hauptproduktionsstelle im Gehirn, es entsteht auch in der Filiale im Darm. Im Verdauungstrakt animiert das Schlafhormon den Darm zu mehr Bewegung und spornt die Darmbakterien zu besten Leistungen an.

Intermediäres Fasten, also das gelegentliche Weglassen von einer oder zwei Mahlzeiten an einem Tag, und die Einnahme von L-Tryptophan steigern die Melatoninproduktion sowohl im Gehirn als auch im Darm. Vor allem Menschen mit Reizdarmsyndrom profitieren von Melatonin in ihrem Verdauungssystem *(Chen et al. 2011)*.

Der Umkehrschluss ist auch richtig: Wer schlecht schläft, reizt seinen Darm. Schichtarbeitende leiden aus diesem Grund häufiger an Reizdarm als Personen, die nachts immer schlafen dürfen.

Die Bakterien in unserem Darm führen ein Eigenleben – eben wie Mitbewohner. Entstanden im Laufe der gleichen Evolution wie wir, ticken auch sie im Takt ihrer eigenen circadianen Zelluhren. Heißt konkret: Nachts sind andere Bakterien aktiv als tagsüber. Die Bakterien beeinflussen wiederum die Herstellung der Verdauungsenzyme, je nach Art der aktiven Bakterien entsteht ein anderer Enzymcocktail.

Ein zweites Herz im Darm?

Die Enzymtätigkeit wird außerdem von verschiedenen Hormonen mitbestimmt, die wiederum der Takt der *master clock* aus dem Oberstübchen in die Tiefen des Darms übermitteln. Was im Darm nachts passiert, wird also von einer Vielzahl an Faktoren gesteuert.

Nicht zuletzt über das *Vagusherz*. Darüber sind Darm und Hirn mit einem der größten internen Nervenstränge verbunden. Lange Zeit dachte man, das Hirn steuere über diese Nervenbahn den Darm. Mittlerweile ist jedoch klar, dass es genau umgekehrt funktioniert. Der Darm schickt mehr Signale an das Gehirn. Wobei etliche Signale sogar direkt von den Darmbakterien gefunkt werden. Das Nervensystem greift diese Signale auf und leitet sie weiter *(Asher und Sassone-Corsi 2015)*.

Je nach Art der vom Darm ins Gehirn gefunkten Signale können wir nachts besser schlafen oder schlechter. Fakt ist: Für guten Schlaf brauchen wir eine gute Darmflora, möglichst vielfältig, möglichst robust.

Dabei hilft: No Carb und High Protein. Viele Omega-3-Fettsäuren und Antioxidantien, dazu Ballaststoffe aus frischem Gemüse. Hilft bei der Besiedelung des Darms mit den gesundheitsfördernden Bakterien. Die senden nachts dann die passenden Signale ins Gehirn und lassen Sie gut schlafen.

Wie die Leber beim Schlafen hilft

Unsere Leber wird oft auf ihre Entgiftungsleistungen reduziert. Dabei kann sie viel mehr:

- Sie setzt Aminosäuren zu Proteinen zusammen, die überall im Körper benötigt werden,
- sie speichert Vitamine,
- Nährstoffe aus dem Darm gelangen zunächst in die Leber und werden dann anhand von Bedarfsanalysen in den Blutkreislauf wieder abgegeben,
- und natürlich entgiftet sie auch.

Die Leber ist das zentrale Organ des gesamten Stoffwechsels. Was in der Leber passiert, hängt davon ab, ob der Körper Energie oder Nährstoffe benötigt, ob er aktiv ist oder sich ausruht.

Das Schlafhormon Melatonin zum Beispiel wird in der Leber abgebaut, auch schon während der Nacht. Bei schlechter Lebergesundheit funktioniert der Melatoninabbau nicht mehr so gut. Dann kommt, was kommen muss: Betroffene sind tagsüber müde. Da der Melatoninspiegel chronisch zu hoch liegt, funktioniert dann auch der abendliche Anstieg des Schlafhormons nicht richtig. So kann man nach einem müden Tag nachts nicht gut schlafen. Ein Teufelskreis: Schlafmangel schadet der Leber, die kranke Leber macht das Schlafen ihrerseits immer schwieriger.

Wer tagsüber trainiert, dessen Leber wird in der Nacht mehr Aminosäuren produzieren und gespeicherte Vitamine freisetzen – Voraussetzung für eine erfolgreiche Regeneration. Wird der Körper nicht mit Ausdauer- oder Kraftsport gefordert, wird auch die Leber schlapp.

Bei Schlafmangel kann übrigens auch die Cholesterinsynthese aus dem Takt geraten. Da Cholesterin unter anderem für die Herstellung von Testosteron gebraucht wird, geht der innere Antrieb verloren. Müde heißt also immer: Chaos im Molekülhaushalt. Schlafen hilft, das Chaos zu beseitigen.

Noch etwas: Flutet in der Nacht Wachstumshormon die Leber, so bildet sie sofort und munter weitere Wachstumsfaktoren, insbesondere den Insulin-like-growth-Faktor (IGF-1), der im gesamten Körper dazu führt, dass neue Zellen gebildet werden.

Gilt also auch für die Leber: je mehr Bewegung, desto gesünder das Organ.

Nachts im Muskel

Bodybuilder sind viel spitzfindiger, als viele meinen: In einem Beitrag in *Psychology today* berichtet Dr. John Cline, Mitglied der Amerikanischen Gesellschaft für Schlafmedizin, über diese besondere Art von Hochleistungssportlern. Die hatten nämlich eine besondere Idee ausgeknobelt: Die Bodybuilder nahmen ein Medikament ein, das Tiefschlafphasen verlängert. Weil sie wussten: Mehr Tiefschlaf heißt mehr Muskelmasse.

Die Zusammenhänge sind klar. Im Tiefschlaf wird mehr Wachstumshormon ausgeschüttet, und das beschleunigt den Proteineinbau und die Zellerneuerung. Was das für ein Medikament war? Eines mit dem Wirkstoff Gamma-Hydroxybuttersäure (HGB). Einige Zeit lang war es frei erhältlich. Seitdem es aber als K.o.-Tropfen missbraucht wurde, ist sein Verkauf strikt kontrolliert. Also: Finger weg! Die Idee dahinter war trotzdem richtig.

IGF-1 lässt Muskeln wachsen

Wenn Sie tief und fest schlafen, regeneriert die Muskulatur und nimmt zugleich an Masse und Kraft zu. Im Hintergrund passiert nämlich das: Das Wachstumshormon HGH bringt die Leber dazu, IGF-1 auszuschütten. Die Zellen der Muskulatur haben spezielle Rezeptoren, die den Anstieg von IGF-1 wahrnehmen.

- IGF-1 setzt im Zellinneren eine ganze Reihe von Reaktionen in Gang, die zur Herstellung von neuen Proteinsträngen führt. Im nächsten Schritt werden diese winzigen neuen Proteinstränge gleichzeitig in sehr viele Muskelzellen integriert. Und schon wächst der Muskel.
- IGF-1 lässt die Muskel-, Knorpel- und Knochenzellen wachsen und führt zur Bildung neuer Zellen.
- Es erneuert die Zellen in der Leber, den Nieren, der Lunge und im Herz.
- Es lässt neue Hautzellen und Nervenzellen entstehen.
- Während der Pubertät ist die Konzentration von IGF-1 besonders hoch und trägt maßgeblich zum Längenwachstum bei.

IGF-1 bleibt über lange Zeit im Körper aktiv und unterliegt keinen tageszeitlichen Schwankungen. Daher kann die Messung dieses Wachstumsfaktors sogar aussagekräftiger sein als die Messung von HGH, das schubweise ausgeschüttet und dann zum Teil schon nach 20 Minuten wieder abgebaut wird. IGF-1 ist neben HGH ein wichtiges Maß für Ihre Selbstheilungskräfte. Es wirkt ähnlich wie das Wachstumshormon, es schleust vermehrt Nährstoffe in die Zellen ein, lässt Körperfett schmelzen. Der Wert von IGF-1 im Blut sollte altersabhängig zwischen 70 und

490 ng/ml liegen. Gesundheitliche Probleme treten altersabhängig auf, wenn er zu tief oder zu hoch ist.

Nicht nur für Männer wichtig

Neben IGF-1 gibt auch Testosteron das Signal zur Proteinsynthese. Ebenso wie die Konzentration von Wachstumshormon ist auch die Menge an Testosteron von der Tiefe und der Länge des Schlafes abhängig. Normalerweise wirken beide Hormone zusammen und ergänzen sich gegenseitig *(Dattilo et al. 2011)*.

Doch die Hormone sind nur eine Zutat für das nächtliche Muskulatur-Aufbaurezept. Die Muskelzellen brauchen auch genügend Baumaterial: Protein!

Lange Zeit war man sich nicht sicher, ob das Magen-Darm-System eine Ladung Eiweiß kurz vor dem Schlafengehen verdauen kann. Sportwissenschaftler der Maastricht University in den Niederlanden sind dieser Frage nachgegangen.

Sie haben 16 gesunde Männer täglich ein hartes Krafttraining durchführen lassen, man gab ihnen eine normale Kost bestehend aus Proteinen, Fettsäuren, einigen Kohlenhydraten und Ballaststoffen. Die Hälfte der Jungs – allesamt gute Nachtschläfer – erhielt vor dem Zubettgehen einen Proteinshake, die andere Hälfte einen Placeboshake.

Blutmessungen via Katheter brachten Klarheit: Während der Nacht stieg die Konzentration der verschiedenen Aminosäuren im Blut an, in der Proteinshake-Gruppe genauso wie in der Placebo-Gruppe. Allerdings zeigten die Probanden mit der Extraportion Protein einen höheren Anstieg. Und zwar signifikant!

Damit war die erste Frage der Wissenschaftler beantwortet: Proteine, kurz vor dem Zubettgehen aufgenommen, werden wunderbar verdaut und dem Körper zur Verfügung gestellt. Das Forscherteam bohrte noch weiter, und zwar im Wortessinne: Es wurden Gewebeproben aus der Muskulatur der Probanden entnommen und genau vermessen. Und siehe da: Die Gruppe mit den zusätzlichen Proteinshakes hatte ein um 22 Prozent höheres Muskelwachstum als die Placebo-Gruppe *(Res et al. 2012)*.

Eine wichtige Nachricht für alle, die von Muskelwachstum träumen. Was nicht einmal nur etwas zu tun hat mit dem Wunsch nach einem schönen Äußeren. Muskelmasse wirkt auch nach innen. Gewusst?

Nachweislich besteht ein positiver Zusammenhang zwischen Skelettmuskulatur und Gehirn: Mit mehr Muskeln denkt es sich besser. Weil die Anzahl der Mitochondrien, der Energielieferanten der Zelle, mit der Muskelmasse steigt. Und das gilt nicht nur für die Zahl innerhalb der Muskeln, sondern für alle Zellen: je mehr Muskeln, desto mehr Mitochondrien in der Leber, der Lunge und im Gehirn. Mehr Mitochondrien im Körper bringen mehr Energie ins Gehirn, und das wiederum bringt die Konzentration und die Lernfähigkeit auf Vordermann. Auf eine Formel gebracht:

Mehr Schlaf = mehr Muskeln = helleres Köpfchen.

Diese Formel widerspricht völlig unserer Alltagserfahrung. Wir glauben immer, Erfolg ließe sich nur erreichen mit Mühe, Last, Schmerzen. Stimmt wohl auch, ist aber nur die halbe Wahrheit. Manches fällt uns im Schlaf zu.

Wenn wir dem Schlaf die Chance geben …

Unruhige Beine?

Ein kleiner Exkurs, weil es so viele Menschen betrifft: unruhige Beine. Ist häufig eine Krankheit. Wird Restless-Legs-Syndrom (RLS) genannt. Und RLS kommt viel häufiger vor, als viele meinen: Vier bis acht Millionen Deutsche leiden an unruhigen Beinen. Buchstäblich.

Dabei geht es um höchst unangenehmes Ziehen, Spannen, Kribbeln, Wärmegefühl oder sogar richtige Schmerzen in Beinen und Füßen. Besonders, wenn man zur Ruhe kommt. Also nachts. Führt natürlich zu erheblichen Schlafstörungen.

Fragt man die Schulmedizin, kommt prompt der berühmte Satz: »Die Ursachen sind bis heute nicht eindeutig geklärt.« Also gibt es viele verschiedene Versuche zu helfen. Nachdem meine Patienten über jahrzehntelange Beschwerden sprechen, scheint es mit der Hilfe nicht weit her zu sein.

Zwei jedenfalls häufiger wirksame Therapien sind zum einen die indirekte Gabe oder die Stimulation von Dopamin. Sie erinnern sich? Entsteht aus Phenylalanin. Einer Aminosäure. Die zweite Therapiemethode hilft oft Wunder: Eisen als Infusion. Eine oder zwei Wochen. Hilft bei den Menschen, deren Ferritin unter 50 ng/ml liegt. Bei Frauen ist das ja häufig der Fall.

Weshalb ich Ihnen vom Restless-Legs-Syndrom berichte? Weil mich soeben eine Mail erreicht:

> *»Seit ich Ihr Eiweißpulver und anschließend die Amino-Ampullen genommen habe, ist mein RLS verschwunden … Und das nach 22 Jahren voller Qualen. Vielleicht reagiert ja nur mein Körper so, aber ich würde mir wünschen, dass andere RLS-Patienten die Aminosäuren auch mal probieren!«*

22 Jahre voller Qualen. Schlagartig verschwunden. Mit Aminosäuren. Nun … aus Phenylalanin wird nun einmal Dopamin. Und das hilft ja in vielen Fällen. Nenne ich Molekularmedizin.

Nicht sehr erstaunlich, dass RLS immer dann auftritt, wenn es zu molekularbiologischen Herausforderungen im Körper kommt: während einer Schwangerschaft, bei einer Schilddrüsenüber- oder -unterfunktion, bei Rheuma, bei Nierenerkrankungen, Nervenschädigungen. RLS kann ausgelöst werden durch ein schwaches Immunsystem, durch Entzündungsreaktionen, durch einen *Leaky Gut* (gemeint ist ein »undichter Darm«) oder durch Antidepressiva, Neuroleptika und Schilddrüsenmedikamente.

Mangel an B-Vitaminen, besonders B_{12}, B_6 und Folsäure, Eisen, Magnesium, Vitamin D und Elektrolyten wird besonders häufig als Ursache für die rastlosen Beine festgestellt. Personen mit Vitamin-D-Mangel erkranken häufiger als solche mit gesunden Werten.

Auch hartes Training, starkes Schwitzen oder eine Ernährung mit einem zu geringen Gehalt an Elektrolyten können zu einem Mangel und somit zu RLS führen. Besonders wichtig ist Magnesium, bei Mangel funktionieren die Zellen der Muskulatur und der Nerven nicht mehr richtig. Stress frisst Magnesium, daher ist ein Magnesiummangel häufig.

Und wenn Sie an den Trick mit den Eiseninfusionen denken? Dahinter steht die grundsätzliche Idee: Mach eine Blutanalyse. Bring die falschen Werte in Ordnung. Und … ärgere dich nicht über die letzten 22 Jahre Qualen. Sondern freue dich über die kommenden 40 Jahre … Glück.

Molekularmedizin. Teil der Epigenetik. Modernste Medizin des 21. Jahrhunderts.

Wieder schön: Haut und Haare

Ausschlafen macht schön – und wer nicht schläft, sieht ziemlich schnell ziemlich alt aus. Das kennen wir aus unserer Alltagserfahrung. Neu ist: Wenn wir unausgeschlafen sind, wollen andere Menschen lieber nichts mit uns zu tun haben. So zumindest das Ergebnis einer Studie vom Karolinska-Institut Stockholm.

Vor einigen Jahren schon hatte ein Forscherteam um Tina Sundelin nachgewiesen, dass Probanden nach einer kurzen Nacht und einer darauffolgenden Wachphase von 31 (!) Stunden als nicht attraktiv, nicht gesund und müde wahrgenommen werden. Wenig erstaunlich *(Axelsson et al. 2010).*

Nun wollte die Forschergruppe wissen, wie ein »ganz normaler« Schlafmangel die Wirkung auf andere Menschen beeinflusst. Wobei mit »ganz normal« gemeint ist: zwei Nächte mit nur vier Stunden Schlaf.

Sie fotografierten ihre Probanden nach zwei Acht-Stunden-Nächten und dann noch einmal nach zwei Vier-Stunden-Nächten. Anschließend sollten 122 Bewerter die fotografierten Gesichter begutachten. Ergebnis: Mit den unausgeschlafenen Menschen auf den Fotos wollten die Bewerter deutlich weniger gern Zeit verbringen als mit den ausgeschlafenen, berichten die Wissenschaftler im Fachblatt *Open Science* der britischen Royal Society.

Vermutlich aus Selbstschutz, vermuten die Forscher. Wer so fertig aussieht, könnte vielleicht an einer ansteckenden Krankheit leiden. Gar nicht so abwegig, dieses Verhaltensrelikt aus grauer Vorzeit. Führen doch viele organische Krankheiten tatsächlich zu Schlaflosigkeit – und die Schlaflosigkeit wiederum zu Krankheit.

Kollagen: Natürlich gegen Falten

Andersherum gilt zum Glück auch: Schlafen macht schön. Während des Schlafens wird die Haut wieder auf Vordermann gebracht, angeregt durch das Wachstumshormon. Es werden neue Kollagenfasern hergestellt und in die Hautzellen eingebaut. Diese Fasern sorgen für Stabilität und Elastizität.

Kollagenfasern sind das beste Anti-Falten-Mittel. Damit der nächtliche Kollagenaufbau besonders gut funktioniert, sind neben einer guten Versorgung mit Prolin und Glycin (die in hohen Anteilen in simpler Speisegelatine aus dem Supermarkt vorkommen!) auch Vitamin C und Eisen nötig. Das Vitamin und das Eisen sorgen für eine Vernetzung der Fasern untereinander, nur dadurch wird das Kollagengeflecht stabil.

Kollagen wird außerdem in unsere Haare, in die Zellen des Darms, in Knochen, Sehnen, Knorpel eingebaut; auch Finger- und Fußnägel erhalten ihre nächtliche Kräftigung. Sogar Wunden heilen während eines tiefen Schlafes schneller als tagsüber.

Bei Schlafproblemen oder -mangel passiert genau das Gegenteil, die Konzentration des Stresshormons Cortisol steigt an. Und dann, mitten in der Nacht, demontiert Cortisol die Kollagenfasern in den Zellen. Cortisol macht alt und faltig. Die Haut wird blass und trocken. Schlafmangel kann sogar zu Akne, Neurodermitis, Schuppenflechte und Hautallergien führen. Selbst die Mundwinkel reagieren auf den Schlaf, bei Mangel zeigen sie nach unten. Schlafmangel macht also unschön – und dann sieht man auch noch übellaunig aus!

Mit einer guten Portion Schlaf können die Hautzellen ihr natürliches Gleichgewicht aufrechterhalten. Schlaf macht schön!

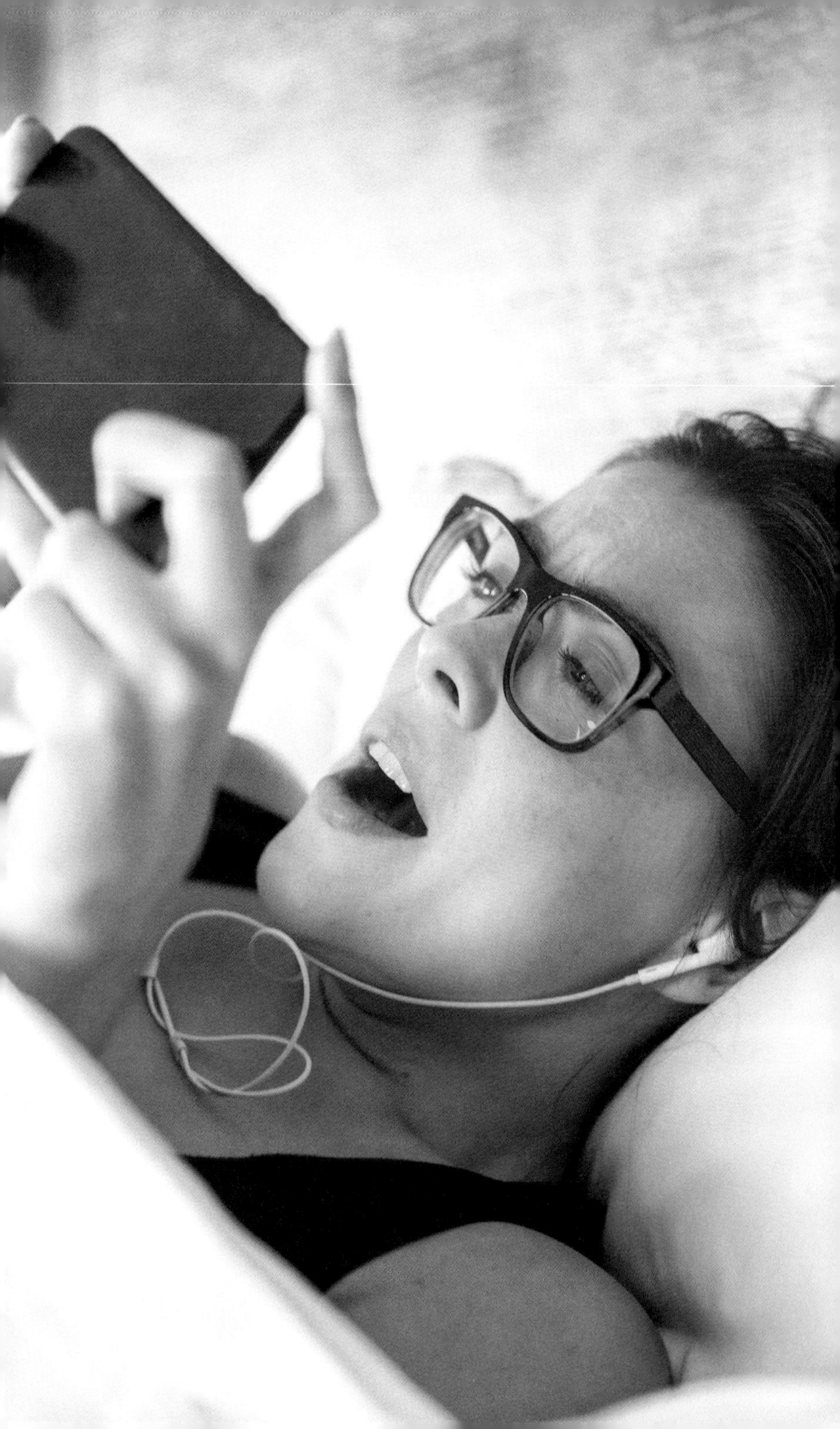

Was uns am Schlafen hindert

»Unglückliche Männer sind, ebenso wie jene, die schlecht schlafen, immer auch ein bisschen stolz darauf.«

BERTRAND RUSSELL

Unsere innere Uhr hat es schwer mit uns: Während des Tages halten wir uns in dunklen Räumen auf, nehmen dann aber hell strahlende Elektronikgeräte mit ins Bett. Unsere Schlafzimmer sind oft zu warm und zu laut. Unsere liebsten Betthupferl – Absacker, Fernsehen, Pharma – stören den Schlaf mehr, als dass sie ihn uns bringen. Und Medikamente, die gegen ganz andere Malaisen helfen sollen, halten uns zusätzlich wach. Grund genug, die Riege der Schlafräuber unter die Lupe zu nehmen. Und dann rauszuwerfen.

Ewige Schlafstörer: Licht, Lärm & Co.

Dass kleinste Davids außerordentlich große Macht gegenüber den Goliaths dieser Welt entwickeln können, kann wohl jeder bestätigen, der je seine Bettstatt mit einer Mücke geteilt hat. Schlaf? Nicht daran zu denken.

Bei all unseren Schlafstörungen – realen Schlafstörungen, ich nehme das Thema sehr ernst – vergessen wir häufig, wie komfortabel unsere Nächte heute geworden sind. Drehen wir die Uhr einmal gute 400, 500 Jahre zurück, um uns einen Eindruck zu verschaffen.

Kuhmist am Fußende

England, auf dem Lande. Eine Bauernfamilie macht sich bereit für die Nachtzeit. Um die zahlreichen Mücken und Fliegen zumindest an einem Ort zu sammeln, wenn man sie schon nicht vertreiben kann, wird ein hübscher Klumpen Kuhmist ans Bettende gehängt. Alsdann beginnt die Jagd auf Flöhe und Bettwanzen und das säuberliche Absammeln der Läuse von den Schultern, nebst Auskämmen der Läuse aus dem Haar.

Man hofft, unter den dünnen Laken nicht allzu arg zu frieren, vom brüllenden Vieh, liebestollen Katern, dem Gekläff der ausgehungerten Wachhunde und wildem Froschquaken nicht allzu oft geweckt zu werden. Hilft sich vielleicht mit Gebet und ein wenig Magie, um ein paar Stündchen Schlaf zu finden (*Ekirch 2006, S. 324*). Immerhin plagt man sich nicht zusätzlich mit lauten Grillen, bedrohlichen Skorpionen, Taranteln und Tausendfüßlern – Plagegeister, die Bauern in südlichen Ländern Nacht für Nacht um den Schlaf bringen.

Doch man klagt nicht. Denn wenn es gar nichts wird mit der Nachtruhe, dann holt man seine Mütze Schlaf eben am folgenden Mittag nach. Irgendwo auf einer Bank oder auf dem Fußboden. Das Einschlafen fällt immer und überall kinderleicht – das zumindest ist der Vorteil von knochenharter Arbeit in Kombination mit chronischer Übermüdung und dem eigentlich ärgerlichen Umstand, dass man sich Kerzenlicht nicht leisten kann.

Und wir sorgen uns, ob das Licht des Mehrfachsteckdosen-Kippschalters zu hell sei?

Als die Nacht zum Tage wurde

Während sich die einfachen Leute im 17. Jahrhundert mit Kuhmist und kalten Füßen plagten, entdeckte die illustre Gesellschaft die Freuden des Nachtlebens. Lange aufbleiben kam regelrecht in Mode! Und wer es sich leisten konnte, stand erst zu Mittag auf, um sich am Abend ein Candlelight Dinner zu genehmigen *(Fischer 2015, S. 83).*

So wundert sich ein Richard Steele im Jahr 1710 über diejenigen, »die man zum kultiviertesten Teil der Menschheit rechnet, die aber Steinkohle und Kerzen der Sonne vorziehen und so viele frohgemute Morgenstunden gegen das Vergnügen nächtlicher Ausschweifungen tauschen«. *(Ekirch 2006, S. 363)*

Mit der technischen Entwicklung der künstlichen Beleuchtung – von funzeligen Öllampen über Kerzenflammen, gleißendes Gaslicht bis hin zum elektrischen Licht – haben wir also die Nacht immer mehr zum Tage gemacht. So haben wir uns dem Diktat der Sonnenuhr entzogen, sicherlich auch mehr Freiheit gewonnen, damit aber auch der Evolution auf die Füße getreten.

Vor 400 Jahren schon. Und wundern uns, wenn unsere inneren Uhren austicken?

Es werde Licht. Aber bitte richtig.

Melatonin ist Ihr Schlafhormon. Macht Ihnen Ihr Körper. Immer dann, wenn das Licht ausgeht.

Wenn.

Noch einmal: Melatonin entsteht bei Dunkelheit aus dem bereits vorhandenen (ganz wichtig) Serotonin, Ihrem Glückshormon. Das

Hormon, das Sie heiter stimmt und Abstand, Übersicht vermittelt. Wer also ein glückliches, souveränes Leben führt (viel Serotonin), schläft auch gut. Ganz automatisch.

Wenn das Licht ausgeht.

Dazu ein interessantes kleines Experiment: Es genügt eine einzige Sekunde gleißend weißes Licht über Ihrem Badezimmerspiegel … und der Melatoninspiegel in Ihrem Blut fällt dramatisch ab. Der Schlaf der Organe ist unterbrochen. Ihre Körpertemperatur steigt an, der Puls nimmt zu, die Bildung des Regenerationshormones HGH nimmt ab. Eine Sekunde genügt. Gewusst?

Wir tun also gut daran, unseren Serotoninvorrat zu hüten. Meint: die Dunkelheit der Nacht. Langfristig führt Serotoninmangel zu Panik. Regelmäßig gekoppelt mit Schlafstörung. Jetzt verstehen Sie, warum Tryptophan eine so gute Idee ist. Haben Sie genug?

Wie die Motten zum Licht

Überbelichtet. So könnte man die Weltlage in einem Wort zusammenfassen. Lange schon haben die meisten Europäer überhaupt keine Idee mehr davon, dass da oben irgendwo eine Milchstraße zu sehen ist. Außerordentlich eindrucksvoll. Wenn man sie denn mal zu Gesicht bekäme.

Von oben betrachtet, aus dem All, sieht der Globus auf seiner Nachtseite mittlerweile aus wie ein Lampion. Wir empfinden es als völlig normal, dass unsere Straßen und Parks in der Nacht komplett beleuchtet sind. Und nehmen sogar noch grell leuchtende Elektrogeräte mit ins Bett: 23 Prozent der 11- bis 18-jährigen schauen des Nachts offenbar auf ihr Smartphone. Und zwar mehr als zehnmal! Sie auch?

Wir kleben des Nachts am Licht wie die Motten an der Laterne. Für unsere *master clock* wird es damit fast unmöglich, sich Tag für Tag präzise zu justieren. Und nicht nur wir Menschen laufen neben der Tag-Nacht-Spur. Vogelforscher haben nachgemessen, dass auch Amseln völlig aus dem Takt geraten sind. Verstört von Straßenlampen und Autoscheinwerfern finden sie Anfang und Ende der Nacht nicht mehr – und singen am Morgen bis zu zwei Stunden zu früh *(Spork 2016, S. 61).*

Unsere Höhlen sind zu dunkel

Zu viel Licht. Überall? Nein, nicht überall. Im Gegenteil. Zeigte neulich ein Experiment. Klein, aber sehr aussagekräftig: Der Berliner Chronobiologe Dieter Kunz ließ zehn Menschen vier Tage lang mit einer Brille herumlaufen, die er mit speziellen Messfühlern für Helligkeit präpariert hatte.

Als die Ergebnisse vorlagen, kam er aus dem Staunen nicht mehr heraus: 50 Lux. Im Schnitt und über die gesamte Dauer des Versuchs hinweg. »Wir hielten die Resultate zunächst für Messfehler!«, so Kunz. Sie stimmten aber. Der Mensch hält sich offenbar überwiegend da auf, wo er ein Dach über dem Kopf hat. Er liebt das Leben in schummrigen Höhlen und begnügt sich mit schummrigen 50 Lux. Zum Vergleich: An trüben Wintertagen haben wir draußen 2000 Lux, an hellen Sonnentagen 100 000 Lux *(Spork 2016, S. 37)*. Das ist 2000 Mal mehr!

Das ist der Grund dafür, dass junge Pfadfinder in ihren Lagern so gut schlafen. Sie rennen den ganzen Tag herum in hellstem Licht, sitzen abends am Feuer und schlafen in der dunklen Nacht wie die Murmeltiere.

Das ist auch der Grund dafür, dass alte Menschen in Heimen eben nicht gut schlafen. Mit ihrem Alter hat das nur bedingt etwas zu tun. Bewiesen hat das der holländische Schlafforscher Eus von Someren. Als er die Aktivität von Bewohnern in Altersheimen untersuchte, fand er sehr unregelmäßige Muster. Die älteren Herrschaften schliefen oft am Tag. Dafür in der Nacht nicht. Kennt man.

Jetzt sein Experiment: Someren baute in den Aufenthaltsräumen helle Lampen ein. Zeichnete wieder auf, wann die Bewohner wach waren und wann sie schliefen. Und kam zu einem ganz anderen Ergebnis. Saßen die Menschen tagsüber in hellem Licht statt nur vor der matten Flimmerkiste, konnten sie in der Nacht wunderbar schlafen *(Roenneberg 2012, S. 141f.)*.

Für Sonne gibt es keinen Ersatz

Wir kommen nicht raus aus der Evolution. Licht steuert die *master clock* in unserem Gehirn. Bewegung im hellen Sonnenlicht, vielleicht sogar um die immer gleiche Uhrzeit, unterstützt das Schwingen dieser

Uhr im richtigen Takt. Wenn wir dann auch noch in einem einigermaßen regelmäßigen Rhythmus essen (was auch heißt: regelmäßig nicht essen) halten wir zusätzlich die Uhren unserer Organe im richtigen Rhythmus, die sich gegenseitig entschleunigen, beschleunigen, immer wieder untereinander synchronisieren und ihrerseits auf die *master clock* zurückwirken.

Aus Sicht der Chronobiologie ist es völliger Unsinn, bei hellstem Sonnenschein ins Büro zu marschieren, die Mittagspause in der Kantine zu verbringen, am Abend im Fitnessstudio zu trainieren und dann vor dem Fernseher zu sitzen. Viel sinnvoller und sehr viel gesünder wäre es, den ganzen Tag über immer wieder nach draußen zu gehen, um dort ganz nebenbei 2000 Mal mehr Licht zu tanken als drinnen. Warum wird immer über *Home-Offices* philosophiert? Wie wäre es stattdessen mit *Outdoor-Offices?* Wenn wir die Arbeit schon nicht abschaffen können, so wäre das immerhin eine Möglichkeit, bei der Arbeit gesund zu bleiben.

Sehen wir das Ganze einmal nicht so mechanisch – auch wenn das Bild der Uhr uns das nahelegt. Sehen wir uns als Dirigent der Rhythmen und Schwingungen unseres Körpers. Es liegt ein stückweit in unserer Hand, welche Musik da gespielt wird. Und wie wir diese Musik Tag für Tag variieren möchten – oder auch nicht.

Lüften: Eine gute Idee

Es ist schon paradox: Tagsüber halten wir unsere Schlaf- und Wohnhöhlen zu dunkel, am Abend zu hell und dann auch noch, ganz anders als der Steinzeitmensch, viel zu warm. Zugegeben: Es ist angenehm, in der Nacht nicht zu frieren. Dennoch halten wir uns mit zu warm eingestellten Heizungen selbst vom Schlafen ab. Vor allem dann, wenn wir zusätzlich nicht lüften. Wir erinnern uns: Sauerstoff ist Schlafstoff.

Schlafexperten raten zu einem kühlen Schlafzimmer. Aus gutem Grund: Die Körpertemperatur sinkt während der Nacht ab. Ein kühles Schlafzimmer unterstützt den Körper dabei, seine Temperatur auf das richtige Level zu regulieren, und ist damit ein natürliches Schlafmittel.

Eine wissenschaftliche Erklärung gibt es hierzu noch nicht, doch ist es offenbar so, dass unsere Fähigkeit zur Temperaturregulation während der Traumphasen weitgehend verloren geht. Trotz der abgesunkenen Kerntemperatur frieren wir im Schlaf aber nicht. Wir schlafen vielmehr gerade deshalb, weil wir so kalt sind. Chronobiologe Till Roenneberg erklärt das so *(Roenneberg 2012, S. 135):*

> **»Unsere Körpertemperatur ist in der zweiten Schlafhälfte am niedrigsten, was uns ermöglicht, noch ein paar Stunden länger zu schlafen, obwohl unser Schlafdruck bereits größtenteils ›weggeschlafen‹ worden ist.«**
>
> TILL ROENNEBERG

In einer idealtypischen Nacht fährt der Körper ab etwa drei Uhr morgens seine Aktivitäten hoch, er wird wärmer im Inneren, so als ob sich jede einzelne Zelle langsam auf den Tag vorbereitet.

Aber was heißt schon … idealtypisch.

Ruhe bitte!

Während Frösche, Grillen, Mücken und liebeskranke Kühe die Menschen auf dem Lande früher oft um ihren Schlaf brachten – und immer noch bringen –, störten in den Städten donnernde Fuhrwerke, polternde Nachbarn und Alarmsirenen. Auch das haben wir uns bis heute bewahrt.

Dazu kommen die Geräusche der Bettnachbarn. Machen wir uns nichts vor: Dass drei, vier Personen in einem einzigen Raum schlafen, das war nicht nur im 19. Jahrhundert in den engen Berliner Wohnungen so. Das ist in überteuerten Städten wie München heute gelegentlich wieder so. Immerhin schlafen nicht alle im gleichen Bett – übrigens eine recht neue Entwicklung, wie Ernst Peter Fischer in seiner Naturgeschichte der Dunkelheit beschreibt. Ihm zufolge war gemeinsames, erstaunlich streng geordnetes Schlafen in einem Bett zum Beispiel in Irland bis ins frühe 19. Jahrhundert hinein völlig normal *(Fischer 2015, S. 73):*

> *»Sie legen sich sittsam und in der richtigen Reihenfolge nieder: die älteste Tochter an der Wand, die von der Tür am weitesten entfernt ist, dann alle Schwestern ihrem Alter nach, dann nacheinander Mutter, Vater und die Söhne, und schließlich die Fremden, seien es Straßenhändler, Schneider oder Bettler.«*

Bis heute wird darüber diskutiert, ob Ehepaare besser schlafen, wenn sie ein Bett teilen. Oder nicht. Mit Prüderie hat das nichts zu tun, hier geht es um Erfahrungswerte. Und die sprechen dafür, dass Männer in der Nacht am besten mit ihren Frauen zusammenliegen, Frauen aber besser allein schlafen. Was natürlich schwierig in die Praxis umzusetzen ist.

Allein oder zusammen?

Über die Gründe lassen sich entwicklungsgeschichtliche Spekulationen anstellen. Zum Beispiel so: Schlafen beim Partner bedeutet für Frauen Schlafen an der Arbeitsstelle Familie. Während Männer die Sache ganz anders einschätzen: »Schön, da ist jemand, der auf mich aufpasst.« So zumindest die Einschätzung des österreichischen Schlaf- und Verhaltensforschers Gerhard Klösch.

Lärm von innen

Manch einer genießt die Freuden eines sehr stillen Raums zum Schlafen – findet dann aber trotzdem keinen Schlaf. Sie erinnern sich an die Dame auf dem Sofa? Sogenannte *Herzangst* lässt uns das Klopfen unseres eigenen Herzens so laut wahrnehmen, dass uns auch das um den Schlaf bringen kann. Eine sehr ernstzunehmende Störung, die sich sehr gut molekularmedizinisch behandeln lässt, zuweilen auch mit Unterstützung der Psychologie.

Wenn es nicht das Herz ist, das mit innerem Lärm stört, dann sind es zuweilen die Ohren. Eine besonders eindringliche Schilderung dazu liefert uns Dietmar Bittrich in seinem Einschlafbuch. Er berichtet von Beethoven in seinem fünfzigsten Lebensjahr, der von zunehmender Taubheit und von Tinnitus gequält wurde *(Bittrich 2012, S. 98f.)*:

> *»Er wälzte sich, durchwühlte die Kissen, läutete vielstimmige Glöckchen, die das Rauschen vorübergehend stillten, er stopfte sich Wachs in die Gehörgänge, schüttelte den Kopf, bis ihm schwindelig war, er ohrfeigte sich, folterte sich und kämpfte, bis er vor Erschöpfung in Schlaf fiel.«*

Wie exakt dies nun der Wahrheit entspricht, sei dahingestellt. Zentral ist die Aussage: »vor Erschöpfung in den Schlaf fiel«. Wenn dem Ohrensausen vor Erschöpfung keine Aufmerksamkeit mehr zuteilwerden kann, dann stört's auch nicht mehr. Auch hier:

Energy goes, where attention flows.

WEISHEIT DER HUNA-RELIGION, HAWAII

Schlechte Schlafhelfer: Bier, TV & Pharma

Dass Medikamente neben ihren erwünschten Wirkungen auch unerwünschte Nebenwirkungen oder gar Risiken mitbringen, das haben wir mittlerweile eingesehen. Viel zu oft übersehen wir aber, dass auch unsere ganz normalen Schlafhelfer – Fernsehen, Schlafmittel, Alkohol – arge Nebenwirker sind, die uns viel häufiger den Schlaf rauben als gedacht.

Nebel statt Tiefschlaf

Der *Absacker* ist keine Erfindung der Neuzeit. Noch im 18. Jahrhundert war es üblich, sich vor dem Schlafen mit einem »Schlaftrunk« zu benebeln – Wein, bessergestellte Kreise konnten sich Mischungen aus Opium und Alkohol leisten –, ganz einfach deshalb, damit man in den kalten, feuchten Nächten Mitteleuropas nicht so fror. *(Ekirch 2006, S. 326)*

Alkohol: Schlaf geht anders

Alkohol wird oft als Problemlöser eingesetzt, von manchen ganz bewusst, von vielen wahrscheinlich eher unbewusst. Doch löst Alkohol keine Probleme, er lässt nur Anspannung verschwinden. Etwas Entspannung, das wünschen sich viele und finden es im Feierabendbier. Ein paar Schluck Sekt oder Wein schmelzen bei gesellschaftlichen Anlässen die steife Stimmung ab. Oft erwünscht.

Biochemisch passiert dabei Folgendes im Gehirn: Mit der Acetatkonzentration steigt das Gefühl von Beruhigung. Das Acetat entsteht in der Leber beim Abbau des Alkohols und gelangt über den Blutkreislauf ins Gehirn. Alkohol wirkt aber auch direkt im Gehirn, er verstärkt die Wirkung des Neurotransmitters GABA, der so etwas wie das natürliche Beruhigungsmittel des Körpers ist.

Bleibt es nicht bei einem gelegentlichen Gläschen, sondern wird der Alkohol zur täglichen Routine, verändern sich die GABA-Rezeptoren. Selbst wenn viel GABA im Gehirn vorhanden ist, fällt das Signal, das an das Zellinnere gegeben wird, dann schwächer aus. In diesem Fall wirkt Alkohol schon nicht mehr als Hilfsmittel für ein schnelles Einschlafen. Stattdessen kommt es zu Anspannung, falls der Alkohol ausbleibt, gleichzeitig steigt das Verlangen nach mehr Alkohol.

Das ist dann Sucht.

Auch die Glutamatrezeptoren werden durch Alkohol gehemmt. Ohne Glutamat und die passenden Rezeptoren kann sich das Gehirn nur schwer Neues einprägen oder lernen. Der Verlust der Erinnerung nach einer durchzechten Nacht liegt wahrscheinlich an der Hemmung der Glutamatrezeptoren.

Alkohol wirkt zunächst beruhigend, stimmungsaufhellend, entspannend. Er beschleunigt sogar das Einschlafen, doch die Schlafqualität während der Nacht leidet. Im Gegensatz zu einem nüchternen Schlaf sind die Tiefschlafphasen bei einem alkoholisierten Schlaf nicht so tief und kürzer. Der REM-Schlaf wird länger und ein Albtraum wahrscheinlicher.

Der Schlaf ist insgesamt oberflächiger und wird häufiger von Wachphasen unterbrochen. Alkohol führt zu einer vermehrten Harnproduktion. Der Schlaf wird von dem nötigen Gang zur Toilette oder dem Verlangen nach einem Glas Wasser gestört. Alkohol wird zudem ausgeschwitzt, was ebenfalls die Schlafqualität beeinträchtigt, genauso wie Magenbeschwerden und Kopfschmerzen, die durch Wein oder Bier hervorgerufen werden können.

Doch es bleibt nicht bei diesen Aspekten, die unmittelbar erlebt werden. Alkohol wirkt sich auf die gesamte Gesundheit und damit auch auf die Schlafqualität aus, denn Gesunde schlafen besser als Kränkliche. Ein Abbauprodukt des Alkohols kann die Gene beschädigen, was wiederum zu einer Vielzahl an Beschwerden führen kann. Das gleiche Abbauprodukt hemmt die Testosteronproduktion. Ohne Testosteron ist der innere Antrieb dahin und die Lust auf Sex.

Wenn der Fernseher dazwischenfunkt

In den Traumphasen verarbeitet das Gehirn die Erlebnisse des Tages – dabei spielt es keine Rolle, ob etwas real passiert oder nur in den Medien miterlebt wurde. Ob Fernsehdokumentation oder Kino-Liebesdrama, stark emotionale Bilder und Informationen lassen den Cortisolspiegel ansteigen und stören den gesunden Schlaf.

Aber damit noch nicht genug. Die LED-Monitore von Fernseh- und Computerbildschirmen, Tablets, Smartphones und auch E-Readern strahlen viele blaue Lichtanteile ab. Die Rezeptoren, die besonders empfindlich auf Licht dieser Wellenlänge reagieren, verstehen das so: heller Tag! Schon wird Melatonin heruntergefahren. Selbst wenn ein Bildschirm nicht sehr hell ist, kann der blaue Lichtanteil die abendliche Melatoninproduktion empfindlich stören. Das Gehirn bleibt dann wach.

Schlafmittel: Ohne geht's auch

Laut *Jahrbuch Sucht 2017* sind bis zu 1,9 Millionen Menschen in Deutschland süchtig nach Medikamenten, vor allem trifft das auf ältere Frauen zu. Oft sind es sogar die Ärzte, die ein Abgleiten in die Sucht mit vorantreiben. Nachweislich verschreiben diese den Seniorinnen schneller und mehr Tranquilizer und Antidepressiva gegen Schlafstörungen und Panikattacken. Das ist tückisch, denn diese Medikamente machen das Leben zuerst leichter, dann aber schwer abhängig. Wie hoch genau die Zahl der abhängigen Frauen und Männer in Deutschland ist, bleibt allerdings unklar. An den Statistiken der Krankenkassen vorbei läuft eine hohe Zahl von Privatrezepten – Experten vermuten daher eine hohe Dunkelziffer.

Sogar rezeptfreie Schlafmittel sind ebenso tückisch wie die offiziell vergebenen. Heute handelt es sich zumeist um Antihistaminika. Ursprünglich wurden diese Medikamente gegen allergische Reaktionen entwickelt. Histamin übernimmt im Körper viele verschiedene Aufgaben, unter anderem ist es an allergischen Reaktionen beteiligt, genauso wie an der Steuerung des Tag-Nacht-Rhythmus. Die in Antihistaminika oft eingesetzten Wirkstoffe Doxylamin oder Diphenhydramin binden an die Histaminrezeptoren und machen dadurch müde. Was damals die

Nebenwirkung des Antiallergikums war, wird heute als Hauptwirkung des Schlafmittels genutzt.

Die schlafördernde Wirkung ist deutlich geringer als die von verschreibungspflichtigen Präparaten. Trotzdem kommt es bei längerer Anwendung zu Gewöhnungsprozessen, und es besteht die Gefahr einer Abhängigkeit. Die Wirkung des Medikaments endet meist nicht am Morgen, so kommt es zu Müdigkeit und Benommenheit am Tag, zu Schwindel und Konzentrationsschwierigkeiten. Da Histamin auch eine wichtige Funktion bei der Verdauung und der Harnproduktion hat und das Medikament auch hier hemmend wirkt, kommt es zusätzlich zu Verstopfung und Problemen beim Wasserlassen. Antihistaminika scheinen zunächst Abhilfe bei Schlafstörungen zu schaffen, allerdings sind die langfristigen Wirkungen insgesamt bedenklich.

Die meisten verschreibungspflichtigen Schlafmittel enthalten Benzodiazepine, zu dieser Gruppe gehören eine lange Liste von Wirkstoffen. Sie alle wirken im Gehirn ähnlich wie der Neurotransmitter GABA. Der Wirkstoff bindet an den GABA-Rezeptor und signalisiert der Zelle damit: beruhigen, entspannen, keine Angst haben. Die einzelnen Wirkstoffe unterscheiden sich darin, wie schnell die Wirkung eintritt und wie lange sie anhält. Einige Schlafmittel wirken bis in den nächsten Tag, sie sorgen für Benommenheit oder das Gefühl eines Jetlags.

Bei allen Wirkstoffen kann es zu Schwindel, Benommenheit und eingeschränktem Denkvermögen kommen. Benzodiazepine machen schnell abhängig. Einerseits ist es die seelische Abhängigkeit, weil das ursprüngliche Problem der Unruhe nicht behoben wird, sich aber das pharmakologisch beruhigte Gehirn besser anfühlt als das aufgewühlte.

Gleichzeitig verändert sich durch die regelmäßige Einnahme von Benzodiazepinen die Aktivität der Neurotransmitter im Gehirn. Wird das Medikament abgesetzt, können Schlaflosigkeit und die Ängste noch ärger sein als vor der ersten Einnahme. Benzodiazepin ist einer der typischen Wirkstoffe, der bei Medikamentenmissbrauch eingenommen wird. Ähnlich wie Benzodiazepine wirken die Stoffe Zolpidem, Zaleplon und Zopiclon auf die GABA-Rezeptoren. Doch zeigen diese Wirkstoffe eine geringere Gefahr der Abhängigkeit. Die beruhigenden

Eigenschaften aller genannten Schlafmittel kann durch die Einnahme von Melatonin verstärkt werden. Aufmerksamkeit, motorische Koordination und die Gedächtnisleistung werden dadurch noch stärker beeinträchtigt. Also: Vorsicht!

Und wie war das noch? Genetisch korrekt ernähren, bewegen und immer mal die Füße hochlegen? Hilft garantiert und ohne Nebenwirkungen. Man muss es halt ... tun. Konsequent.

Wie Medikamente den Schlaf stören

Medikamente verändern Stoffwechselabläufe. Das sollen sie auch, schließlich soll der veränderte Ablauf die Symptome einer Erkrankung mildern. Allerdings wirkt fast kein Präparat an nur einer einzigen Stelle im Stoffwechsel – das ist aufgrund der Komplexität des Stoffwechsels auch kaum möglich. Tatsächlich wirken Medikamente auf molekularer Ebene auf unzählige Abläufe, und so kommt es zu Nebenwirkungen. Da insbesondere der Tag-Nacht-Rhythmus des Körpers auf viele hoch anfällige Stoffwechselabläufe angewiesen ist, verwundert es nicht, dass vor allem der Schlaf von Medikamenten gestört wird. Wir schlafen schlecht ein, wachen häufig wieder auf, träumen schlecht und fühlen uns am Morgen statt erfrischt ... völlig gerädert. Hier eine kleine Auswahl der wichtigsten Schlafstörer aus den Laboren der Pharmaindustrie:

Antibiotika

Antibiotika wirken auf die Stoffwechselabläufe von Mikroorganismen, beispielsweise auf die Bakterien, die eine Borreliose oder Lungenentzündung verursachen oder durch Verletzungen in das Körperinnere dringen. Antibiotika können Leben retten, sie sind einer der größten Errungenschaften der neuen Medizin. Antibiotika töten jedoch nicht nur bösartige Bakterien, sondern auch einige Mikroorganismen im Darm. Da der Darm kontinuierlich Signale an das Gehirn sendet und wahrscheinlich auch über die Aktivität der Darmflora informiert, kann es bei der Einnahme von Antibiotika zu Schlafstörungen kommen.

Antidepressiva

Es gibt viele Antidepressiva, die beruhigend wirken, ohne ungewollt Schlafprobleme zu verursachen. Anders sieht es aus bei trizyklischen Antidepressiva mit dem Wirkstoff Desipramin. Zunächst wirkt das Medikament noch ermüdend, während eines längeren Einnahmezeitraums verändert es jedoch die Beta-Rezeptoren, diese Veränderung führt zu einer Reduktion der Melatoninproduktion. Auch die Einnahme von Serotonin-Wiederaufnahmehemmern (SSRI) beeinflusst die Melatoninproduktion und kann somit zu Schlafproblemen führen.

Asthmamittel

Viele Asthmamittel enthalten den Wirkstoff Theophyllin, er lässt die glatte Bronchialmuskulatur entspannen und hält damit die Luftwege in der Lunge frei. Das Medikament lässt aber auch den Blutdruck und die Nierendurchblutung ansteigen und stimuliert das zentrale Nervensystem. Das hält natürlich wach.

Blutdruckmittel – Betablocker

Betablocker beruhigen das Herz, indem sie die Beta-Rezeptoren in der Herzmuskulatur besetzen. Normalerweise docken die Stresshormone Adrenalin und Noradrenalin an die Rezeptoren an und lassen dadurch das Herz schneller schlagen. Ist das Medikament allerdings schon eine Verbindung mit dem Rezeptor eingegangen, bleibt ein Anstieg an Noradrenalin und Adrenalin ohne Wirkung.

Nun sind nicht nur Herzmuskelzellen mit Beta-Rezeptoren ausgestattet, sondern auch die Zellen der Zirbeldrüse. Und die spielt eine wichtige Rolle bei der Herstellung des Schlafhormons Melatonin. Und leider wandert das Medikament nicht nur zum Herzen, sondern überallhin. Sind die Beta-Rezeptoren in der Zirbeldrüse blockiert, wird ein bestimmtes Enzym nicht mehr hergestellt, das die Umwandlung von Serotonin zu N-Acetylserotonin steuert. Damit wird der gesamte Umwandlungsprozess von Serotonin in Melatonin unterbrochen, Betroffene können nur noch schlecht schlafen. Ähnlich wie Betablocker beeinflussen auch Medikamente, die Alpha-1-Rezeptoren hemmen, die

Synthese von Melatonin. Auch Kalziumantagonisten und weitere Herz-Kreislauf-Medikamente greifen auf unterschiedlichen Wegen in die Regulation des Tag-Nacht-Rhythmus ein.

Cortison

Anders als der Name vermuten lässt, befindet sich in Cortisonpräparaten kein Cortison, sondern seine Vorstufe. Es handelt sich um synthetische Cortisolformen, die sich nur wenig vom natürlichen Cortisol unterscheiden. Umgangssprachlich hält sich der Begriff Cortison, Mediziner sprechen treffender von Glucocorticoiden. Medikamente dieser Gruppe können Leben retten, insbesondere bei schweren allergischen Reaktionen.

Doch das Stresshormon Cortisol hält wach.

Schilddrüsenmedikamente

Der Wirkstoff Levothyroxin ist identisch mit dem von der Schilddrüse gebildeten Hormon Thyroxin. Medikamente dieser Art werden bei einer Schilddrüsenunterfunktion gegeben. Leider ist die Dosierung nicht einfach. Wird zu viel eingenommen, entstehen die typischen Symptome einer Schilddrüsenüberfunktion. Da die Schilddrüsenhormone in vielen Organen die Stoffwechselabläufe hochfahren, kann es unter anderem auch zu Schlafstörungen kommen.

Schmerzmittel

Starke Schmerzen machen das Schlafen fast unmöglich, doch verschlechtern viele Schmerzmittel die Schlafqualität. Ein Teufelskreis, da Schlaflosigkeit die Schmerzempfindlichkeit steigert und eine Erhöhung der Schmerzmitteldosis das Schlafen stärker stört. Bei sehr starken Schmerzen werden häufig Opioide eingenommen. Sie können den Atemantrieb mindern, besonders nachts kommt es dadurch zu einer Reduktion der Sauerstoffaufnahme. Opioide verhindern dadurch einen erholsamen Schlaf. Andere Schmerzmittel enthalten Koffein, das kann zu Einschlafproblemen führen. Acetylsalicylsäure, der Wirkstoff von Aspirin, reduziert die Herstellung des Gewebehormons Prostaglandin.

Das ist gewünscht, da es an der Schmerzreaktion beteiligt ist. Im Magen reguliert das Gewebehormon jedoch die Synthese der Magensäure und die Durchblutung der Magenschleimhaut. Daher kommt es bei der Einnahme über einen längeren Zeitraum oder in höheren Dosen zu Magenbeschwerden und Sodbrennen. Das wirkt sich negativ auf den Schlaf aus, besonders in den frühen Morgenstunden.

Statine

Statine machen tagsüber müde. Allerdings führen sie zu einer Art der Ermüdung, die uns nicht einmal mehr schlafen lässt. Statine greifen in den Fettstoffwechsel ein und führen zu vielen gravierenden Veränderungen: Unter anderem nimmt die Produktion des Coenzyms Q10 ab, das für die Herstellung von Energiemolekülen benötigt wird. Da man zum Schlafen eine Menge Energie braucht, folgt nach einem müden Tag eine Nacht mit schlechtem Schlaf.

Durch den Eingriff in den Cholesterinstoffwechsel kann sich der Hormonstoffwechsel verändern. Auch das führt zu Schlafproblemen, weil viele Hormone wie Melatonin und Cholesterol an der Regulation beteiligt sind. Cholesterin findet sich besonders viel in den Gehirnzellen.

Statine stören außerdem die normalen Zellfunktionen, so dass die nächtliche Zellerneuerung und -reparatur nicht mehr in vollem Umfang funktioniert. Das beeinflusst den gesamten Körper, er sendet Signale über die Missstände überall im Körper zum Gehirn und versetzt den Körper in einen ständigen Alarmzustand, der den Schlaf nachhaltig stört.

So. Jetzt aber genug vom schlechten Schlaf. Kümmern wir uns nun darum, wie wir besser schlafen. Endlich. Und warum besserer Schlaf so viel mit Molekularmedizin zu tun hat. Sprich, mit drei guten alten Bekannten:

Ernährung – Bewegung – Denken.

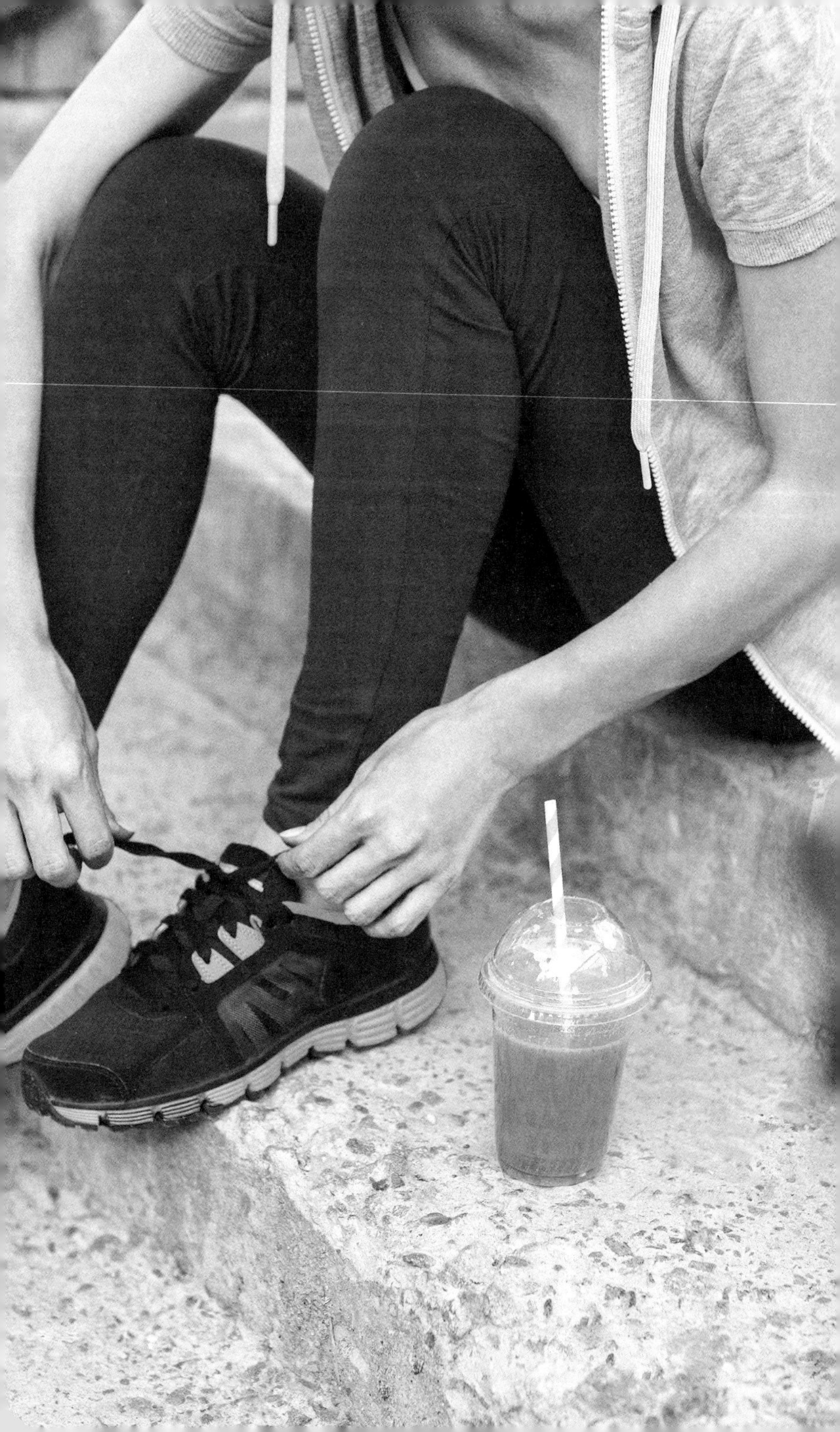

Endlich besser schlafen

Von was spricht der Mensch mit dem Kopfkissen? Von sich! Von sich! Von sich! Kann man bei einem so interessanten Gespräch einschlafen? Das wäre eine Beleidigung an sich, und sich selbst beleidigt kein Mensch sobald!

MORITZ GOTTLIEB SAPHIR, ALBUM GESELLIGER THORHEITEN: DIE KUNST EINZUSCHLAFEN (1890)

Ernährung – Bewegung – Denken. Diese drei Hebel haben wir, um uns selbst zu heilen. Auch Schlaf reagiert auf diese Hebel, ganz konkret, ganz praktisch. Deshalb finden Sie in diesem Kapitel Rezepte für Ihre Schlafgut-Ernährung mit Proteinen und Fetten, für Ihre Schlafgut-Bewegung mit Ideen für mehr Ausdauer, Kraft und Vergnügen. Und Rezepte für Ihr mentales Schlafgut-Training mit positiven Sätzen und Bildern, mit geheimnisvollen Worten, mit Atemübungen und meditativem Laufen.

Ernährung: gutes Essen – guter Schlaf

Sie kennen meinen Satz: Die Evolution macht uns ganz präzise Vorgaben. Folgen Sie denen, geht es Ihnen gut, jedenfalls so gut, wie die äußeren Umstände es erlauben. Folgen Sie diesen Vorgaben nicht, geht es bergab mit Ihrer Gesundheit. Und mit Ihrem Glück.

Die Trias: Ernährung, Bewegung, Denken

Die Vorgaben der Evolution kennen Sie inzwischen in- und auswendig. Heißt: In der Theorie wissen wir Bescheid. Wir wissen, dass wir bitte schön

- genetisch korrekt essen mögen. Heißt im Wesentlichen: Lassen wir das Künstliche weg, also Zucker und Mehl. Möglichst auch Konservierungsstoffe.
- täglich laufen mögen, viele Kilometer. Quasi Beute jagen. Und schwere Lasten heben sollten. Nämlich das erlegte Wildschwein.
- täglich entspannen mögen. Mit welcher Technik und wie, ist gleichgültig. Wir können meditieren oder einfach ins Leere, weit über das grüne Tal hinwegschauen. Uns verlieren in der Ferne.

Das Ganze klappt umso besser, je früher wir damit anfangen. Wenn wir erst einmal Defizite aufgehäuft haben – besonders verbreitet leere Eisenspeicher, gravierende Löcher in der Eiweißversorgung –, nützt uns richtiges Verhalten wenig. Weiß jeder Leistungssportler. Also gehört heute auch so etwas wie die Blutanalyse dazu. Wenigstens einmal.

Und dann – aber eben nur dann – folgt ein glücklicher Automatismus. Wir schlafen. Wie ein Murmeltier. Wir legen uns hin, unser Körper reagiert reflexhaft auf die Schlafposition und … lässt uns schlafen. Das war nie ein Problem der Menschheit.

Ist es aber geworden. Heute. Heute haben die meisten von uns ein Schlafproblem. Der Grund ist ganz klar: Die meisten von uns sind im Alltag körperlich überhaupt nicht gefordert und gleichzeitig mental überstrapaziert. Wir nennen es verantwortungsvolle Arbeit, sich Sorgen machen, Stress, doch in Wahrheit ist es Angst. Ein Gefühl, das alles andere überwältigt.

Das ist der Grund, weshalb wir nicht einschlafen. Weil die Mühle im Kopf weitermahlt. Weil der Alltag uns nicht loslässt. Genauer gesagt: die hässlichen Gedanken, der Stress, die Angst. Schon folgt der Griff zum Schlafmittel, zur Betäubung. Der freilich die Grundprobleme überhaupt nicht verändert.

Wissen wir längst. Und den richtigen Hebel, den kennen wir auch: Frohmedizin. Also das, was unweigerlich folgt, wenn wir genetisch korrekt essen, uns genetisch korrekt bewegen und das verrückte Affengeschnatter in unserem Kopf regelmäßig leise drehen.

Nur: Frohmedizin kann man nirgendwo online bestellen. Klick, fertig. Frohmedizin muss gemacht werden. Da muss man etwas tun:

- Ernährung: viele Proteine, gute Fette, Vorsicht bei Kohlenhydraten
- Bewegung: Ausdauer und Kraft
- Entspannung: klassische Meditation oder meditative Bewegung

Darum, um das WIE, soll es in diesem Kapitel gehen.

Proteine bauen Körper und Geist auf

Beginnen wir mit Salat. Kombiniert mit Latte Macchiato und Disziplin. Das Schlankheitsrezept vieler junger Frauen. Das freilich nicht funktioniert. Weil sich das Gehirn den permanenten Entzug von Botenstoffen auf Dauer nicht gefallen lässt. Am Nachmittag, spätestens am Abend schlägt er dann zu, der Heißhungeranfall. Leider fehlgeleitet, wenn auf Chips, Pizza, Brot, Kekse, Kuchen fokussiert. Einerseits ist das gestresste

Hirn zwar zufrieden – immerhin hat es die Dürreperiode abgestellt –, andererseits sind die ersehnten Botenstoffe immer noch nicht da. Vor allem fehlt Protein, in der Folge fehlt Glückshormon. Also bleibt der Stress, bleibt das diffuse Unbehagen, bleibt die Angst. Lesen Sie selbst, wie sich dieser Teufelskreis unterbrechen lässt.

»Anfänglich war ich eher skeptisch bezüglich der Einnahme von NEMs. Da mein Mann ihre Bücher und News verschlingt, bekam ich bald eine Liste an Stoffen vorgelegt. Folgendes hat sich ergeben:
Meine körperliche und nervliche Regeneration hat sich enorm verbessert, vor allem durch die Eiweißshakes. Das ist fast ein Wunder. Nach harten Arbeitstagen oder nach dem Sportstudio: ein Shake, und das Herzklopfen geht weg, Spannung im Körper lässt nach. Guter Schlaf.
Ich habe lange gelitten an dieser vegetativen Reizbarkeit. Das hat sich durch die Shakes deutlich verbessert. Außerdem: Meine PMS-Beschwerden erreichen mitunter sehr hohes Niveau. Massive Schmerzen im Körper, Reizbarkeit, Hautunreinheiten, Schlaflosigkeit, eine diffuse Übelkeit. Hier brachte ein Stoff unerwartet eine massive Verbesserung:
Ich nehme täglich flüssiges Fischöl, das zwei Gramm Omega-3-Fettsäuren enthält. Seitdem ich dieses Öl nehme, sind diese Beschwerden verringert. Ich habe das Öl weggelassen, und Bumm! War alles wieder da. Bei mir ist in diesem Fall kein Irrtum möglich.
Zwei Gramm Omega-3-Fettsäuren reduzieren bei mir zuverlässig die PMS-Beschwerden um gefühlte 70 bis 80 Prozent. Unglaublich.«

Das ist nicht »unglaublich«, das ist Molekularmedizin. Das ist Epigenetik. Die Evolution hat uns nicht auf diese Welt gesetzt, damit wir leiden. Sondern damit wir leben. Leben! Den Drang zu leben hat die

Evolution in uns eingebaut. Bestätigt eine Mail aus der Schweiz mit dem Schlüsselsatz:

»Ich habe den Drang, Sport zu treiben, bis es mich umhaut. So etwas habe ich in meinen 54 Lebensjahren noch nie erlebt.«

Der »Drang« macht den Unterschied

Das ist es! Nicht die elende Pflicht, sich zu bewegen, sondern der Drang dazu. Fragt sich nur, wie man diesen Drang bekommt. Bei diesem 54-Jährigen hat folgendes Rezept geholfen:

»Ich nehme seit einigen Wochen regelmäßig Tryptophan, und was dieses Mittel bei mir ausgelöst hat, ist unglaublich. Ich habe mich gerade von einer Depression im Herbst erholt. Seitdem ich das Mittel auf Empfehlung meines Schwagers (der auch Arzt ist) nehme, brauche ich weniger Schlaf, bin immer super gelaunt, bin super effizient am Arbeitsplatz und habe den Drang, Sport zu treiben, bis es mich umhaut. So etwas habe ich in meinen 54 Lebensjahren noch nie erlebt. Ich bin 100-prozentig überzeugt, dass dies dem Wundermittel Tryptophan zuzuschreiben ist.«

Ja. Das ist ein Weg. Nachweislich. Sich lösen aus der Depression, sich lösen aus den Problemen des Alltags, in deren Schwärze wir gewöhnlich versinken. Sich erheben, Abstand nehmen, souverän zu werden. Genau das ist Tryptophan. Vorstufe von Serotonin, dem Chefhormon. Stimmt fröhlich, schenkt Souveränität und Abstand. Chefeigenschaften. Dieser geheimnisvolle Botenstoff existiert auch in Ihrem Gehirn.

Um den sich ja die Psychiatrie so rührend bemüht mit einer Unzahl von Tabletten. Offenbar nicht einsehen will, dass es auch auf natürlichem Weg geht. Tryptophan ist schließlich nur eine Aminosäure. Eine von vielen, die wir täglich essen. Aber eben offenbar – zu wenig.

Selten und unersetzlich: Tryptophan

Tryptophan messe ich routinemäßig mit Ihrem Aminogramm. Wenn zu tief, also unterhalb des Mittelwertes, wird Tryptophan substituiert. Großzügig, einige Wochen. Ich verschreibe hier bewusst ganz pauschal, nur um die Zahl in Ihrem Blut zu korrigieren. Hoffend, dass dann der Körper schon richtig reagieren wird. Was er in der Regel tut. Obwohl die Sache knifflig ist:

Tryptophan, gegessen, hat einen schwierigen Weg ins Gehirn vor sich: Es steht in Konkurrenz mit sieben anderen großen Aminosäuren. Zieht regelmäßig den Kürzeren.

Abhilfe? Ausdauersport. Sport schleust die BCAA, also große Aminosäuren, in die Muskelzelle. Die fehlen dann im Blut. Tryptophan hat nicht mehr so viele Konkurrenten und gelangt höher konzentriert ins Gehirn.

Deswegen wirkt Ausdauersport so gut gegen Depression.

Die Konkurrenz gibt es auch dann, wenn Sie Tryptophan schlucken und gleichzeitig essen. Versteht sich. Daher sollte man Tryptophan optimal in einem Zeitfenster von fünf Stunden einnehmen: Nüchtern, also drei Stunden nach einer Mahlzeit, zwei Stunden vor einer Mahlzeit. Dann wird Ihre Tryptophankapsel nicht von Nahrungseiweiß »belästigt«.

Die Dosis? 0,5 bis vier Gramm gelten als sicher. In der Praxis empfehlen wir drei Gramm abends, wobei als Schlafmittel bereits 1 bis 1,5 Gramm Tryptophan genügen. Freilich nüchtern genommen.

Das Folgeprodukt 5-HTP wirkt übrigens direkter als Tryptophan. Klingt auch besser. Ist es aber nicht: Das wird nämlich nach Einnahme massiv im ganzen Körper verstoffwechselt, also abgebaut. Es bleibt nur sehr wenig übrig fürs Gehirn. Wichtiges Wissen!

Für die Wirkung von Tryptophan, für die Serotoninsynthese brauchen Sie wesentlich mindestens fünf Stoffe zusätzlich: Vitamin B_3 (Niacin), Vitamin B_6, Folsäure, Magnesium, Omega 3. Die Spiegel müssen im Normbereich liegen.

Wenn das geklappt hat, dann können hübsche Nebenwirkungen auftreten. Stichwort: lebensfrohe Ohrwürmer. Also Vorsicht! Steht nicht auf dem Beipackzettel. War auch mir neu. Das Ganze hat natürlich eine

Vorgeschichte: Zu mir in die Praxis kam eine sportliche Dame um die 50, geplagt von heftiger Müdigkeit, von chronischem Tinnitus, gebeutelt von starker Monatsblutung, trockenen Augen, Hautproblemen. Die drei letzteren Leiden wurden nach Eiweißshakes besser.

Bleiben Tinnitus und Müdigkeit. Mit einem fröhlichen Leben, so wie wir das eigentlich alle anstreben, schwer vereinbar. Also? Bluttuning. Und dann eine Mail, kurz und knapp (da hat jemand für Unwichtiges offenbar immer weniger Zeit):

> *»Wir sind jetzt schon begeistert und setzen alles um. Meinem Mann geht es gut. Sie haben ihm die Angst genommen.*
> *Ich bekomme die Eisenspritzen: war gestern im Fitnessstudio und eben walken im Wald bei strahlendem Sonnenschein. Meine drei Gramm Tryptophan scheinen schon zu helfen: Bin mit folgendem Ohrwurm aufgestanden und dann tanzend in die Küche: Serotonin pur!«*

Der Ohrwurm stammte übrigens von Nana Mouskouri und hieß: »Guten Morgen Sonnenschein«. Klingt schon fast kitschig. Weshalb ich Ihnen diese Story trotzdem erzähle? Wegen der verlockenden Möglichkeit, dass vielleicht auch Sie einmal berichten könnten:

> *»… tanzend in die Küche: Serotonin pur!«*

An der Universität hätte ich mir nie träumen lassen, dass man als seriöser Internist solche fröhlichen Briefe bekommt. Gewohnt war ich ja eher Anrufe wegen Gallenkolik und Atemnot. Nun: Meine Patienten heute tanzen offenbar in die Küche. Und schon hängt sich die Tochter mit einer zweiten Mail dran:

> *»Vielen Dank für Ihren Tipp mit Tryptophan.*
> *Habe ich zusätzlich zu Magnesium genommen.*
> *Gestern habe ich meine mündliche Prüfung bestanden.«*

Wir unterschätzen noch viel zu oft die Bedeutung und Wirksamkeit der Moleküle, der Molekularmedizin, in Wahrheit der grenzenlosen Kraft richtiger Ernährung.

Wie viel Protein brauchen wir zum Schlafen?

Je mehr Eiweiß im Blut, desto mehr Energie haben wir. Energie für den Tag, genauso auch Energie zum Schlafen. Denn ohne Energie kein Schlaf.

Wer sich müde, abgeschlagen, lustlos, leicht depressiv fühlt, wer nach getaner Arbeit abends die Kraft nicht mehr hat, aufzustehen und loszurennen, der hat – das zeigen meine Messungen – praktisch immer einen tiefen oder abgrundtiefen Eiweißspiegel im Blut.

Ich weiß sehr wohl, wovon ich rede. Nach meinem Unfall, im Krankenhausbett, nur noch brüllender Schmerz, Tag und Nacht, sank mein Eiweißspiegel von sehr, sehr hoch auf 5,8 mg/dl. Mein Körper war dermaßen mit Operationsfolgen, Infekt (Osteomyelitis im Brustbein) beschäftigt, dass für den energieintensivsten Prozess, den Eiweißaufbau, einfach keine Energie mehr übrigblieb.

Typischerweise haben Patienten, die energiegeladen und strahlend in meine Praxis kommen und »nur mal wissen wollen, wie mein Blut aussieht«, immer sehr hohe Werte: zum Beispiel 7,5 mg/dl oder 7,8 mg/dl, mancher sogar 8,0 mg/dl.

Also: Eiweiß ist Lebensenergie. Erzählt mir die Praxis täglich. Wie kommt man nun an genug Eiweiß?

MAP ist solch ein Weg. Ist ein Wundermittel. Patentiert von der Degussa. Das weltweit Beste, was man zum Thema Eiweiß zu sich nehmen kann. Ich schreibe deswegen so wenig oder so ungern darüber, weil es mir einfach zu teuer ist.

MAP ist die raffinierteste Kombination sämtlicher essenzieller Aminosäuren, die ich kenne. Wird nämlich zu über 99 Prozent im Körper tatsächlich aufgenommen und eingearbeitet. In den Knochen, in das Immunsystem, in das Blut, in die Muskulatur. Nichts davon wird ausgeschieden. Nichts davon belastet die Niere.

Dieses Wissen wäre Gold wert für jeden Nierengeschädigten, für jeden an der Dialyse. Aber wenn der Arzt es einem nicht sagen kann,

Das Schlafgut-Rezept für Proteine

Faustregel: Je nachdem, wie aktiv oder inaktiv wir leben, ob wir uns gerade von einer Krankheit erholen oder von einer extrem einseitigen Diät, brauchen wir zwischen 0,8 und 1,5 Gramm Protein pro Kilogramm Körpergewicht. In herausfordernden Zeiten können es gerne 2 Gramm pro Kilogramm Körpergewicht sein.

Shakes: Für mich ein Maß für die Wertigkeit eines Eiweißpulvers: Es sollten schon mindestens 1,5 Gramm Tryptophan pro 100 Gramm Eiweiß enthalten sein. Besser mehr. Hier macht schon ein Zehntel einen deutlichen Unterschied.

Smoothies: Eine Extraportion Protein und Fett liefert ein Smoothie aus Milch (oder Milchersatz), Kokosöl, Mandelmus und einem rohen Ei (frisch und Bioqualität).

Zu jeder Mahlzeit: Proteine gehören zu jeder Mahlzeit auf den Teller. Sie sind zum Beispiel enthalten in

- Gelatine
- Eiern (am besten Bio)
- Fleisch (je besser die Qualität, desto höher der Anteil an gesunden Proteinen, Fetten etc.)
- Fisch (Lachs, Muscheln etc.)
- Käse
- Quark und Hüttenkäse (»Cottage Cheese«)

Uhrzeit: Abends ist eine proteinreiche Mahlzeit besonders gesund. Am besten sind Proteine, die langsam verdaut werden wie Geflügelfleisch und Eier. Sie schmecken nicht nur gut und sättigen auf wohltuende Weise, sie sorgen auch für eine gute Erholung während der Nacht.

geht dieses Wissen wieder einmal am Patienten vorbei. Auf MAP bin ich über einen Beitrag im Forum www.strunz.com gestoßen. Wo sich zwei Damen unterhalten:

> *»Ich denke, eine optimale Zufuhr von Aminosäuren verleiht uns gewisse natürliche Fähigkeiten. Wie wir diese nutzen, müssen wir selbst entscheiden.*
> *Mich machen die MAP so wach, dass ich erst mal lernen muss, damit umzugehen, weil mir momentan viele andere Menschen so lahm vorkommen, dass ich schnell ungeduldig werde.«*

Da muss ich lächeln. Schließlich breit grinsen. Da beschreibt eine junge Dame präzise mein Lebensgefühl …

Schlafkiller Carbs: Warum Nudeln die Nachtruhe stören

Kartoffelchips mit Bier, Pizza, Pasta oder Süßigkeiten am Abend lassen den Blutzuckerspiegel nach oben schnellen. Die Wirkung? Wie Aufputschmittel. Wer sich seit Jahren schon genetisch korrekt ernährt, kann nach einem solchen Zuckerschock typischerweise nicht schlafen. Wer jeden Abend Pizza isst, hat seinen Organismus zwar daran gewöhnt, wacht in der Nacht aber trotzdem häufiger auf.

Präzise messbar: In einer Studie an der University of Columbia wurden mehr Unterbrechungen der Tiefschlafphase (»Arousals«) bei den Probanden festgestellt, die viele Kohlenhydrate aufgenommen hatten. Da die Tiefschlafphase besonders wichtig für unsere Regeneration ist, können die Unterbrechungen langfristig zu chronischer Erschöpfung führen.

Kohlenhydrate machen alt! Und wieder steckt die Evolution dahinter. Pizza, Pasta und Brot sind in der langen Geschichte der Menschheit praktisch erst in den letzten Momenten dazugekommen, unser Organismus ist auf die Verarbeitung dieser Nahrungsmittel also mehr schlecht als recht eingestellt.

Er ist zwar in der Lage, Kohlenhydrate zügig zu Glukose abzubauen. Weil dieser Zucker schnell entschärft werden muss, schüttet der Körper Insulin aus. Insulin transportiert den Zucker aus dem Blut ab und wandelt ihn in Fette um. Der Blutzuckerspiegel sinkt.

Genau hier passiert der Fehler: Auf starke Zuckerschocks folgen im Körper allzu heftige Insulinreaktionen. Der Blutzuckerspiegel sinkt dann zu stark, wir fühlen uns elend und interpretieren das als Signal: Hunger. Sobald wir diesen wieder mit Kohlenhydraten bekämpfen, startet die nächste Achterbahn im Blutzuckerspiegel.

Sie führt uns ziemlich zuverlässig genau dahin, wo wir nie hinwollten: zu Übergewicht, Diabetes und dann ins Land der damit verbundenen Zivilisationskrankheiten. Und selbst, wenn wir es so weit nicht kommen lassen, schaden wir uns mit Kohlenhydraten selbst. Auf drei Wegen: an der Blut-Hirn-Schranke, zwischen den Gehirnzellen und in der Bauchspeicheldrüse.

Gift im Gehirn

Der erste Schaden entsteht durch Giftstoffe. Ein zu niedriger Blutzuckerspiegel verändert die Durchlässigkeit der Blut-Hirn-Schranke, die normalerweise das Gehirn vor schädlichen Stoffen aus dem Körper schützt. Sie wird durchlässiger, damit mehr Nährstoffe in das Gehirn eindringen können. Doch mit den Nährstoffen wandern auch Gifte und freie Radikale ein. Es kommt zu leichten Entzündungsreaktionen. Und ein entzündetes Gehirn ist ein Gehirn, das keinen Schlaf findet.

Blockierte Nerven

Der zweite Schaden ist Ablagerung von Plaque. Amyloide Plaque entsteht durch eine Reaktion zwischen Zucker und Proteinen im Gehirn und lagert sich zwischen den Nervenzellen ab. Das schadet den Nervenzellen vom ersten Moment an, und das kann den Schlaf beeinträchtigen. Und wenn das zehn bis 20 Jahre so geht, ist sie irgendwann da: die Demenz. Der Alzheimer.

Schlappe Bauchspeicheldrüse

Der dritte Schaden entsteht durch Insulinmangel. Zu diesem Mangel kommt es, wenn die Bauchspeicheldrüse nach jahrelang sehr stark schwankendem Insulinbedarf die Produktion herunterfährt. Im Gehirn führt der Insulinmangel zu alzheimerähnlichen Veränderungen: Absterben von Nervenzellen, Plaque, Mitochondrien, die nicht mehr funktionieren, und chronischer oxidativer Stress sowie DNA-Schäden. Daher sprechen einige Wissenschaftler bereits von Alzheimer als Diabetes »Typ 3«.

Die Ausnahme

Gemüse und Obst, Gewürze und Kräuter enthalten neben unzähligen Vitalstoffen natürlich auch eine kleine Menge Kohlenhydrate. Sei's drum. Gemüse und Obst – roh oder gekocht – gehören auf den Teller, vor allem am Abend. Nur so kommen wir auf natürlichem Weg zu wertvollen Mikronährstoffen und Ballaststoffen. Letztere machen die Darmbakterien besonders glücklich, sie vermehren sich und verarbeiten voller Tatendrang die angelieferte Nahrung. Ballaststoffe stimulieren zusätzlich besondere Zellen des Magen-Darm-Trakts, die daraufhin ein Hormon ausschütten, das im Gehirn die Information »ich bin satt« verbreitet. Durchaus gewünscht.

Empfehlenswerte Gemüse:

- Blumenkohl
- Brokkoli
- Rosenkohl
- Salat
- Karotten
- Paprika und Chili
- Sellerie
- Spargel
- Tomaten
- Zucchini

Empfehlenswerte Obstsorten:

- Heimische Äpfel und Birnen
- Heimische Pflaumen
- Himbeeren
- Brombeeren
- Heidelbeeren
- Zitronen und Limetten

Empfehlenswerte Gewürze und Kräuter:

- Basilikum
- Oregano
- Rosmarin
- Salbei
- Pfefferminze
- Vanille
- Pfeffer
- Ingwer
- Kurkuma
- Cumin
- Koriander
- Fenchel

Wie viel Zucker brauchen wir zum Schlafen?

Die Antwort könnte einfacher nicht sein: keinen Zucker. Wir brauchen zum Schlafen überhaupt keinen Zucker. Niente. Und wenn man nun doch den einen oder anderen Happen Zucker intus hat? Wie findet man heraus, wie hoch die Belastung durch Kohlenhydrate schon ist? Gute Nachricht: Das lässt sich messen. Der Blutzucker im Serum sollte unter 100 mg/dl liegen; ideal sind 85 bis 90 mg/dl. Weil in den roten Blutkörperchen Glukose mit dem roten Blutfarbstoff Hämoglobin reagiert und weil Blutkörperchen im Durchschnitt acht Wochen lang leben, lässt sich sogar ein präziser Langzeitwert ermitteln: der HbA1c, umgangssprachlich »Langzeit-Blutzucker« genannt. Ein guter, gewünschter Wert liegt bei 5,3–5,4 Prozent.

Das Schlafgut-Rezept für Kohlenhydrate

Faustregel: Kohlenhydrate braucht unser Körper nicht, um gesund zu sein. Auch nicht ein bisschen. Er stellt jeglichen Zucker, den er für seine Prozesse braucht, ganz selbstverständlich aus Proteinen und Fetten her.

Zu jeder Mahlzeit: Wer nicht wirklich regelmäßig trainiert (und dabei jeglichen Zucker verbrennt) und wer nicht von massivem Untergewicht betroffen ist, kann sich folgende Menge für Kohlenhydrate bei jeder Mahlzeit merken: null.

So schwankt der Blutzuckerspiegel nur minimal, so bleibt der Insulinspiegel konstant, und so kann die Bauchspeicheldrüse gleichmäßig arbeiten, ganz ohne Stressspitzen. Die Insulinkonzentration im Gehirn bleibt auf einem gesunden Niveau. Außerdem gelangt kein Zucker ins Gehirn, der mit Proteinen reagiert und Plaque bildet. No Carb ist ein echter Schutz für die Nervenzellen, der gut schlafen lässt und langfristig vor Alzheimer und Demenz schützt.

Gute Fette wirken Wunder

Der Körper braucht Fett! Als Faustregel kann man von zwei bis drei Gramm Fett pro Kilogramm Körpergewicht pro Tag ausgehen. Fette werden für das Gehirn und das Nervensystem und für die Aufnahme von fettlöslichen Vitaminen gebraucht.

Nur bei einer ausreichenden Versorgung mit Fettsäuren finden Hormone in ihre natürliche Balance zurück. Was viele nicht wissen: Die Synthese von Testosteron ist auf Fette angewiesen. Und das ist für Frauen und Männer entscheidend. Testosteron macht nicht nur Lust auf Sex, es kurbelt den gesamten Stoffwechsel an, lässt Fettpölsterchen verschwinden und ist für eine schnelle und gute Erholung wichtig.

Einfach gut: Butter, Fisch, Kokos

Fette sind vor allem für die Zellgesundheit entscheidend: Alle Zellen, Enzyme, auch die DNA stehen unter ständigen Angriffen durch freie Radikale. Diese Angriffe zielen auf die Membranen (so etwas wie die Außenhaut) unserer Zellen. Und die sind aus unterschiedlichen Fettsäuren aufgebaut. Dabei gilt: Ungesättigte Fettsäuren sind viel reaktionsfreudiger als gesättigte Fettsäuren. Das führte ein spanisches Forscherteam zu der Frage: Werden Zellmembranen mit vielen ungesättigten Fettsäuren dann auch häufiger durch freie Radikale geschädigt als solche, die viele gesättigte Fettsäuren eingelagert haben?

Tatsächlich konnte diese Annahme bestätigt werden: Zellmembranen mit vielen gesättigten Fettsäuren werden weniger von freien Radikalen geschädigt. Und deshalb gilt – auch wenn frühere Studien etwas anderes behauptet haben – Butter ist gesund *(Pamplona 2008).*

Ohne geht's nicht: Omega 3

Die optimale Versorgung mit Omega-3-Fetten hilft, Herz-Kreislauf-Erkrankungen zu verhindern. Sorgt aber auch für einen besseren Schlaf. Das sind die Gründe:

Entzündungsbotenstoffe im Körper verdreifachen das Risiko für Herz-Kreislauf-Erkrankungen und halten den Organismus davon ab, zur Ruhe zu kommen. Omega 3 hilft an dieser Stelle, da es der Baustein für die wichtigen antientzündlichen Gewebehormone ist.

Das Festkleben und Wiederabreißen von Blutplättchen an den Arterien führt zu winzigen Verletzungen. Nun neigt unser Körper dazu, diese Verletzungen sehr ernst zu nehmen und so sorgfältig und »dick« zu reparieren, dass dadurch die Blutbahnen verengt werden. Arteriosklerose! Omega-3-Fette sind sehr flüssig, sie wirken wie eine Antihaftbeschichtung und lassen das Blut besser zirkulieren.

Blutgerinnsel können den Zugang zum Herzen oder die Halsschlagader zum Gehirn verstopfen. Das ist lebensgefährlich – aber bevor es zum Äußersten kommt, rauben diese Verstopfungen den Schlaf. Denn wo kein Sauerstoff transportiert wird, ist auch kein Schlaf möglich. Omega-3-abhängige Gewebehormone steuern die Blutgerinnung.

Und wo unser Blut ungehindert fließen kann, da klappt's auch mit der Sauerstoffversorgung.

Herzrhythmusstörungen machen Angst, halten wach. Auch hier helfen Omega-3-Fette. Sie werden ins Herz eingebaut und sind dort viel leitfähiger für Herzimpulse als andere Fette. So schlägt das Herz wieder ruhiger, und dem Schlaf steht nichts mehr im Wege.

Das Schlafgut-Rezept für Fette

Faustregel: Als Faustregel kann man von zwei bis drei Gramm Fett pro Kilogramm Körpergewicht pro Tag ausgehen.
Vor allem mittelkettige Fettsäuren aus Kokosöl wirken sich positiv auf die Gesundheit des Gehirns aus, und ein gesundes Gehirn schläft besser.
Omega-3-Fettsäuren reduzieren Entzündungsreaktionen, und ein Körper, der nicht mit Entzündungen zu kämpfen hat, lässt uns sehr viel tiefer schlafen.

Zu jeder Mahlzeit: Fette gehören zu jeder Mahlzeit auf den Teller. Sie sind zum Beispiel enthalten in

- Butter und Ghee
- Olivenöl
- Kokosöl und Kokosmilch
- Fischöl
- Fett von Tieren aus ökologischer Landwirtschaft und Wild
- Eiern
- Avocados

Fette, die Sie weglassen sollten: Sonnenblumenöl, Distelöl, Sojaöl und Margarine.

Uhrzeit: Fett gehört zu jeder Mahlzeit auf den Teller.

Bewegung: Das Geheimnis der Regeneration

»Ich habe meiner Frau viel zu verdanken« – dieser kleine Satz in der Mail eines Patienten lässt in mir etwas anklingen. Berührt mich. Wer das sagen kann, ist aufgehoben. Beneidenswert.

Lesen Sie einfach einmal mit:

> *»Damals bin ich, begleitet von meiner Frau, mit Burnout, Depressionen und Taschen voller Antidepressiva und Schlafmitteln zu Ihnen in die Praxis geschlichen. Nach unserem Eingangsgespräch und den darauffolgenden Blutuntersuchungen haben Sie mir diverse Vitamine und Mineralien verschrieben, die in kürzester Zeit mich wieder in die Spur brachten.*
> *Seitdem bin ich neben meinem zeitintensiven Job im Triathlon einmal deutscher Meister, einmal deutscher Vizemeister und zweimal auf Hawaii gewesen.*
> *Ich habe Ihnen und meiner Frau, die mich damals zu einem Besuch bei Ihnen überredete, viel zu verdanken.«*

Ich erinnere mich sehr gut an diesen ausgesprochen tüchtigen Unternehmer. Der in die Praxis kam nach Nervenzusammenbruch. Mit schweren körperlichen Ausfallserscheinungen. Der wirklich ernsthaft krank war. Und der natürlich in ärztlicher Behandlung war … nur leider ohne Erfolg.

Zunächst.

Das Nadelöhr: Laufen. Täglich.

Doch dann. Geheilt hat er sich selbst mit der höchsten wissenschaftlichen Form der Medizin, der Molekularmedizin. Der Epigenetik. Heißt konkret: Wir haben die Moleküle seines Körpers gemessen. Er hat sie dann in Ordnung gebracht, er hat auf diesem Wege seine Gene verändert. Umgeschaltet auf Heilung.

Selbstverständlich hat das in diesem Fall deshalb so überraschend gut und schnell geklappt, weil der Herr durch das Nadelöhr »tägliches Laufen« längst geschlüpft war.

Sie kennen das: Da rennen zwei Menschen tagtäglich bis zur Belastungsgrenze, und der eine pfeift dabei sein Lied. Der andere dagegen stöhnt, jammert und endet im Burnout. Haben Sie den Unterschied verstanden?

Den einen nennt man Kopfarbeiter, den anderen Bauarbeiter. Oder eben: Läufer! Nun raten Sie doch mal: Wer schläft besser? Klar. Aber der Grund? Grund ist das Gesetz der Evolution, das uns etwas von einem Gegensatz erzählt: Anspannung, Entspannung. Belastung, Erschöpfung.

Die Evolution hat einen Menschen hervorgebracht, der erstaunliche körperliche (die Pyramiden) und geistige (die Quantenphysik) Leistungen vollbringen und daraufhin tief schlafen kann. Die entscheidenden Worte sind »und daraufhin«. Geistige Belastung allein, mentaler Stress allein, Sorgen bis zum Burnout auf der Seite der menschlichen Leistungen ist nicht das, womit die Evolution gerechnet hat. Das reicht nicht. Schlaf braucht einen präzise definierten Gegenpol: neben der geistigen Arbeit die körperliche Erschöpfung. Wenn Sie wirklich gut schlafen wollen, müssen Sie Ihren Körper müde machen. Wie auch immer Sie das tun.

Intervalltraining hinter der Steinzeithöhle!?

Deswegen wurden Kunstprodukte erfunden wie das Laufen eines Marathons, tägliches Lauftraining, Radfahren, Sport im Allgemeinen, das Fitnessstudio.

Als ob ein Steinzeitmensch heimlich hinter der Höhle Intervalltraining gemacht hätte. Um die Beute schneller zu erwischen. Der brauchte diese Ersatzhandlung nicht. Der hat einfach das Original selbst gelebt. Ist gleich der Sau hinterhergerannt.

Der Blick in die Vergangenheit ist lehrreich, nützt aber heute nichts. Wir leben ja jetzt. Also haben wir mit viel Geschick »gesunde Ersatzhandlungen« erfunden: Laufen, Krafttraining, um auf diese Weise den Körper zu belasten, den Körper zu erschöpfen.

Die Idee ist goldrichtig.

Die tägliche Bewegung normalisiert den erhöhten Cortisolspiegel. Zwar steigt während des Sports die Cortisolproduktion erst einmal an, gleichzeitig führt die körperliche Anstrengung zu der Synthese von Endorphinen, die Botenstoffe funktionieren wie körpereigene Drogen. Sie geben das Kommando für die Erweiterung der Gefäße, der Blutdruck sinkt. Auf ihren Befehl hin wird außerdem das Stresshormon abgebaut.

Gut so: Der Abbau von Cortisol gelingt besonders gut, wenn wir nach dem Training Eiweiß und Magnesium einnehmen und eine ausreichende Regenerationszeit einplanen.

Denn der Abbau des Cortisols braucht Zeit. Es sind diese Wechsel zwischen Anstrengung und Erholung, die für den menschlichen Körper natürlich sind. Ein kurzzeitig erhöhter Cortisolspiegel ist kein Problem, war es nie. Und wenn es dann wieder weg ist, das Cortisol, heißt das für uns: gut schlafen. Gut drauf sein. Glück.

Deshalb, der Gedanke ist tatsächlich etwas ungewöhnlich, können wir die Formel aufschreiben: Laufen ist Kurzurlaub.

Laufen ist Kurzurlaub!

Was für eine hübsche, verführerische Idee. Urlaub vom Alltag. Urlaub vom Stress. Urlaub vom Schreibtisch. Geh raus und lauf! Dann hätten wir ja täglich Urlaub? So ist es. Darauf gebracht hat mich die Nachlese. Am 07.01.2009 hatte mir einer von Ihnen geschrieben:

> *»Im Januar dieses Jahres habe ich mit 104 Kilo (bei 175 cm) schon fast aufgegeben. Dann kaufte ich Ihr Buch ›Die neue Diät‹. In den letzten 6 Monaten bin ich nun schon über 400 Kilometer gelaufen. Für mich wäre das vor*

einem Jahr völlig undenkbar gewesen. Ich habe inzwischen 78 Kilogramm und fühle mich wie ein anderer Mensch. Laufen ist für mich inzwischen wie ein Kurzurlaub. Meine längste Strecke war bisher 15 Kilometer, wobei ich am gleichen Tag nach drei Stunden Pause (dank Powercarnitin und Poweraminos) noch über eine Stunde Tennis gespielt habe. Dass man mit 45 Jahren in einem Jahr solch eine Wandlung erleben kann, hätte ich nicht für möglich gehalten.«

Da strahlt jemand. Wieder jemand. Das wirklich Neue daran ist, dass Frohmedizin funktioniert. Immer wieder funktioniert. Dafür bin ich meinem Beruf – spät, sehr spät – von Herzen dankbar.

Ausdauertraining macht high

Laufend in Urlaub also. Hat vielleicht auch etwas mit dem *Runner's High* zu tun, dem Hochgefühl des Läufers, wenn es sich denn mal einstellt. Eine faszinierende Besonderheit, die, weiß man mittlerweile, ganz anders funktioniert als gedacht.

Endorphine – diesen wurde das *High* immer zugeschrieben – können neuesten Erkenntnissen zufolge die Blut-Hirn-Schranke gar nicht überwinden und den selbst gemachten Rausch in unserem Kopf deshalb auch nicht erzeugen. Aktuelle Forschungsergebnisse deuten darauf hin, dass es vielmehr andere körpereigene Drogen sind, die uns das Glücksgefühl schenken: Endocannabinoide. Verwandt mit Cannabis *(Prabakaran 2015)*. Lassen uns gut fühlen, entspannen uns und sind in der Lage, negative Erinnerungen zu löschen (*Marsicano et al. 2002*). Auch das hilft später, in der Nacht, denn besser gelaunt schläft es sich auch besser.

Was wir für ausgeschlafene Muskeln tun können

Nur: Wie können wir uns für den Tag gesund und für die Nacht müde laufen, wenn uns die Ausdauer fehlt? Ausdauer: der Wunschtraum schlechthin. Kein Mensch möchte schnell schlapp werden am

Das Schlafgut-Rezept für Ausdauer

Faustregel: Laufen! Täglich!

Zuvor eine stabile Basis für körperliche Ausdauer legen, zum Beispiel mit:

- **No Carb.** Führt zur Neubildung von Mitochondrien und verbessert deren Funktionalität. Heißt: Erhöht deren Energieproduktion. Stimuliert PPAR-delta, ein Transkriptionsfaktor für die Steuerung der Fettverbrennung und – ganz wesentlich – der Ausdauer.
- **Ferritin.** Der Eisenspeicher. Gefordert bei der Frau mindestens 60, beim Mann mindestens 120. Unter 300 bin ich nie angetreten. Versorgt den Muskel auch nach 35 Kilometern mit genügend Sauerstoff.
- **Magnesium.** Das Sportlersalz. Produziert mehr Kraftwerke pro Zelle und damit mehr Ausdauer.
- **Omega 3.** Stimuliert vier Stoffwechselenzyme und damit den entscheidenden VO_2 max.
- **BCAA.** Drei Aminosäuren. Vermehrt die Anzahl der Kraftwerke pro Muskelzelle. Steigert die Regeneration. Man kann häufiger und länger trainieren.
- **Taurin.** Stimuliert PPAR-delta. Kennen wir schon. Lässt Ihre körperliche Ausdauer ins Unendliche wachsen.
- **Leucin.** Eine Aminosäure. Vermehrt Mitochondrien in der Muskelzelle wie auch in der Fettzelle. Stimuliert die Sauerstoffverwertung und damit Ausdauer.
- **Tyrosin.** Stimuliert Dopamin und Noradrenalin. Macht Sie wach, konzentriert, leistungsstark und lässt Sie einen Ironman mit einem Lächeln durchfliegen.

Ausdauer bekommen wir geschenkt. Einfach so. Wir brauchen sie nur zu essen. Und wenn sie dann da ist, die Ausdauer, sollten wir auch etwas mit ihr anfangen. Wie gesagt: Laufen. Täglich.

Schreibtisch oder beim Sport. Wir möchten durchhalten. Wir möchten auch nach 42,2 Kilometern strahlend, leicht, locker hüpfend ins Ziel … taumeln.

Mehr Ausdauer bekommen wir – diese Nachricht wirkt auf viele von Ihnen vielleicht schockierend, doch es ist nun mal so – gerade *nicht durch Ausdauertraining.* Glauben zwar heute noch manche Menschen. Nun: Die irren sich. Ausdauertraining, wie so vieles andere, bringt erst dann etwas, wenn die Basis stimmt. Wenn der Körper gesund ist. Wenn alle notwendigen Stoffe vorhanden sind, damit Muskeln, Mitochondrien, das Blut, die Neurotransmitter trainiert werden können.

Die große Sünde der deutschen Leichtathletik. Die sich eben nicht oder nur unzureichend um den Körper kümmert. Um die sogenannte Gesundheit. Die sich nicht zuerst optimiert und dann trainiert. Dabei ist das der richtige, der einzige Weg.

Wer sich einmal auf die Laufstrecke geschwungen hat, wer den Effekt also nicht nur rational verstanden, sondern wirklich körperlich gefühlt hat, der wird wohl immer wieder laufen wollen. Nichts weckt die somatische Intelligenz so unnachgiebig wie Laufen.

Und somatische Intelligenz heißt: richtig und gesund essen ohne Zeitplan, ohne Tabelle, ohne Heißhungerattacke, ohne Vorhängeschloss am Kühlschrank. Und: Laufen stoppt das unablässige Affengeschnatter in unserem Hirn. Das Geschnatter, das uns jeden Tag wieder daran hindert, dahin zu kommen, wo es uns eigentlich hinzieht. Dahin, wo wir in uns selbst ruhen. Und schlafen können.

Kraftsport am Tag – Wunder bei Nacht

Ausdauer ist die eine Seite der Medaille, Krafttraining ist die andere. Weil gut trainierte Muskeln die beste Sparkasse sind, die wir uns vorstellen können. Eine bessere Sparkasse als Fett. Stimmt: Fett können wir abschmelzen. Gut für Krisenzeiten (nur: Haben Sie die jemals erlebt?). Starke Muskeln machen, dass die Chemie stimmt in unserem

Körper. Und im Gehirn. Muskeln helfen dabei, dass wir Abstand wahren, Übersicht behalten können. Muskeln machen intelligent. Wirklich.

Also Fitnessstudio? Wer will das zahlen? Wer kann sich, auch wenn er es zahlt, regelmäßig aufraffen, dorthin zu gehen? Wenn Sie zu den Tausenden von Menschen in Deutschland gehören, die monatlich an eine Fitnesskette gewissermaßen nur »spenden«, weil sie die leidige Mischung aus Schweiß und Langeweile in der Muckibude schwer erträglich finden, lassen Sie sich sagen: ärgerlich. Aufhören. Anders weitermachen. Leichter.

Sie brauchen keine komplizierten Geräte, es reicht Ihr eigenes Körpergewicht. Sie brauchen auch nicht pro Übung eine Menge X an anstrengenden Sekunden und auch keine Menge X an Wiederholungen. Es reicht Ihr subjektives Empfinden. Die Intensität. Machen Sie einfach weiter, bis es nicht mehr geht. Dann haben Sie die maximale Ausführung. Ergebnis: momentanes Muskelversagen. Theoretisch reicht dafür eine einzige Wiederholung.

Die üblichen Muskeln – Bizeps, Latissimus, Oberschenkel, Bauch – sind auf diese Weise in drei bis fünf Minuten täglich durchtrainiert.

Kraft ist machbar. Für jeden von uns. Auch für Sie!

Vielleicht möchten Sie es etwas genauer wissen. Dann seien Ihnen die »Sieben magischen Übungen« ans Herz gelegt, ausführlich beschrieben in »Die neue Diät: Das Fitnessbuch« (Heyne). Hier auf die Schnelle:

Das Schlafgut-Rezept für Kraft

Faustregel: Ganz einfaches Krafttraining! Täglich!

1. Der Stütz

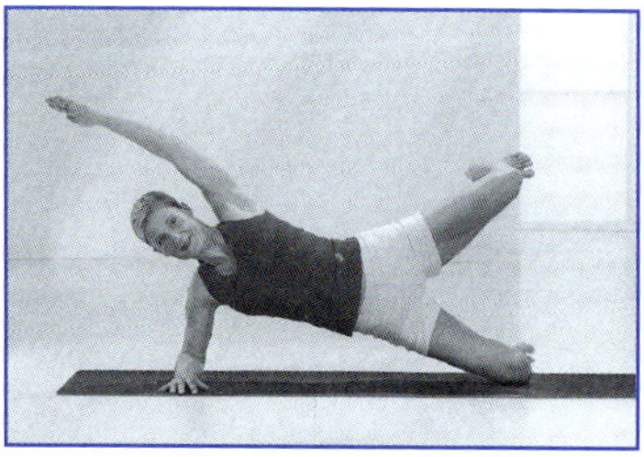

Seitlich auf eine Matte legen. Beine nach hinten abwinkeln, den unteren Arm auf den Ellbogen stützen, so dass die Hand nach vorne zeigt. Den oberen Arm dann in Verlängerung zum Körper ausstrecken.

Dann die Hüfte und das obere, angewinkelte Bein anheben und wieder absenken. Im Rhythmus der Atmung und so lange, bis es nicht mehr geht. Kurze Pause, umdrehen und die andere Körperseite trainieren. Variationen mit durchgestreckten Armen und Beinen sind möglich.

2. Die Schraube

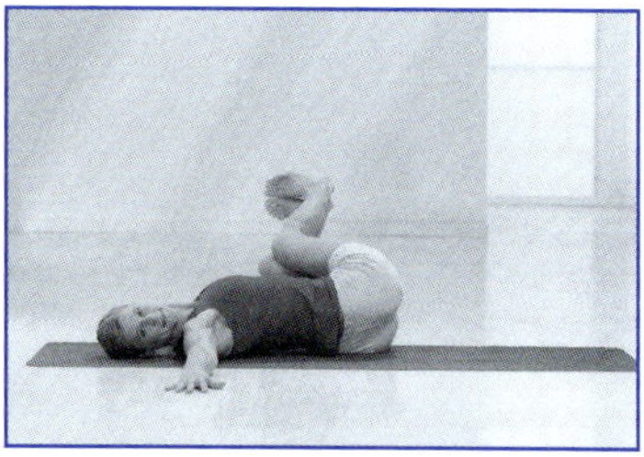

Rücklings auf die Matte legen, die Beine angewinkelt so anziehen, dass die Füße über der Hüfte sind. Fußspitzen Richtung Knie ziehen. Arme abgespreizt und mit den Handflächen nach unten auf den Boden legen.

Dann beide Beine seitlich Richtung Boden führen. Die Schultern komplett am Boden belassen. Kurz bevor die Füße den Boden berühren, Beine wieder hochziehen und auf der anderen Seite absenken. Im Rhythmus der Atmung so viele Wiederholungen durchführen, bis die Muskeln in der Körpermitte deutlich erschöpft sind. Auch hier sind Variationen mit gestreckten Beinen und weiter am Körper anliegenden Armen möglich.

3. Das Boot

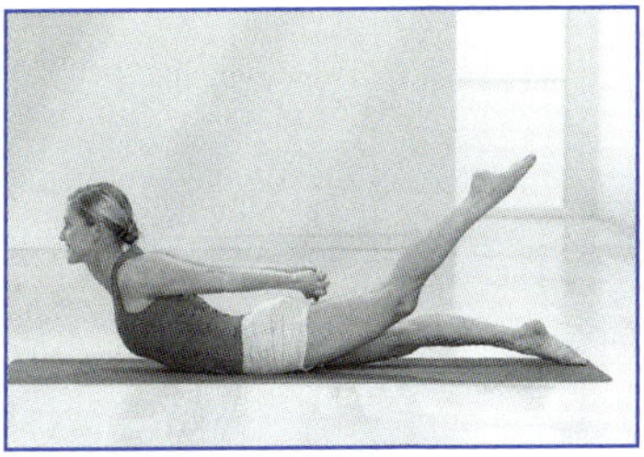

Bäuchlings mit gestreckten Beinen und Zehen auf die Matte legen. Die Hände hinter dem Rücken verschränken. Brustkorb nach vorn schieben, Kopf anheben. Im Wechsel die Beine anheben.

Wieder so lange üben, bis die Kraft ausgeht. Varianten mit gleichzeitig angehobenen Beinen und nach vorne gestreckten Armen sind möglich.

4. Der Drückeberger

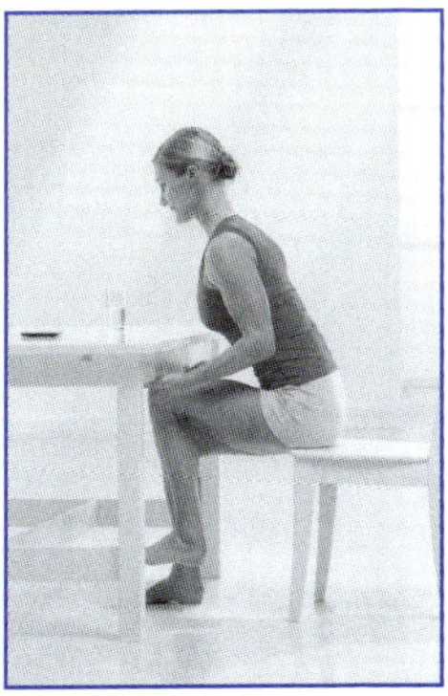

Jetzt sind die Arme dran, gleichzeitig auch Rücken, Schultern, Bauch und Hüftbeuger. Auf eine Stuhlkante an einen Tisch setzen. Knie unter die Tischkante stellen, Beine schulterbreit öffnen. Handflächen unter die Tischplatte legen, dann von unten gegen die Tischplatte drücken. Gleichzeitig die Füße anheben, immer abwechselnd. Atmen nicht vergessen.

Wichtig sind zurückgezogene Schulterblätter und eine gute Bauchspannung. Diese Übung eignet sich besonders gut fürs Büro.

5. Die intelligente Kniebeuge

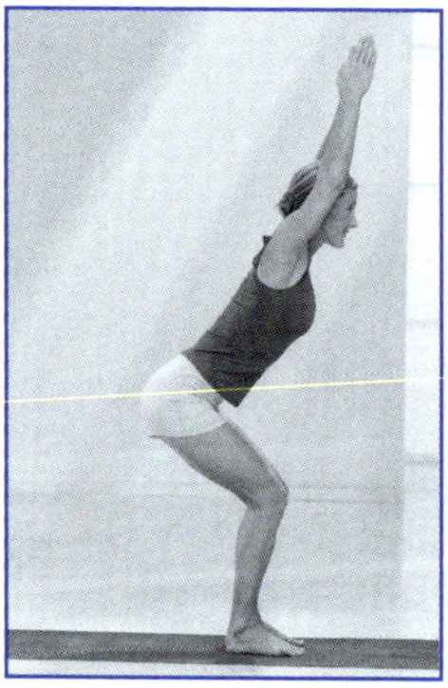

Eine Übung im Stehen. Füße hüftbreit auseinanderstellen. Arme anheben, als würden Sie sich ein Kind auf die Schultern setzen wollen. Leicht in die Knie gehen, ohne dass die Knie sich vorne über die Zehen schieben. So oft auf und ab bewegen, bis die Oberschenkel brennen.

Gerne Variationen ausprobieren mit zusammengedrückten Handflächen und Stand auf den Zehenspitzen.

6. Der Dipp

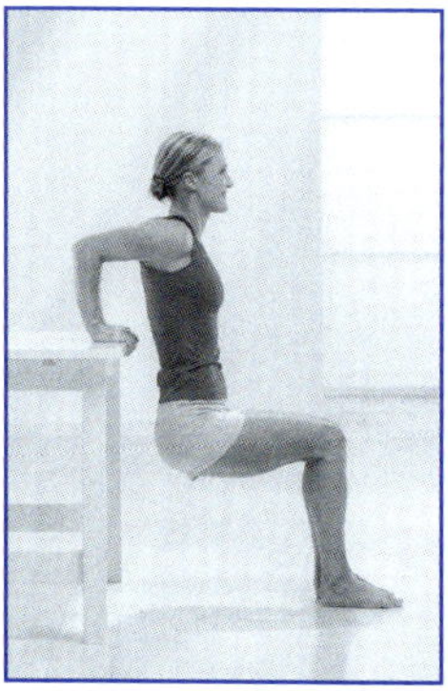

Wieder etwas fürs Büro: mit dem Rücken zum Tisch. Die Handflächen auf der Tischkante abstützen. Etwas Abstand zum Tisch bilden. Dann Kniebeugen durchführen. Die Arme winkeln sich dabei ab, die Ellbogen zeigen nach hinten. Kräftigt Schultern, Brust, Arme, Rücken und Hüften. So lange durchführen, bis ebendiese schmerzen.

Bei ausreichend Geschicklichkeit sind Variationen mit gestreckten Beinen denkbar.

7. Der Baum

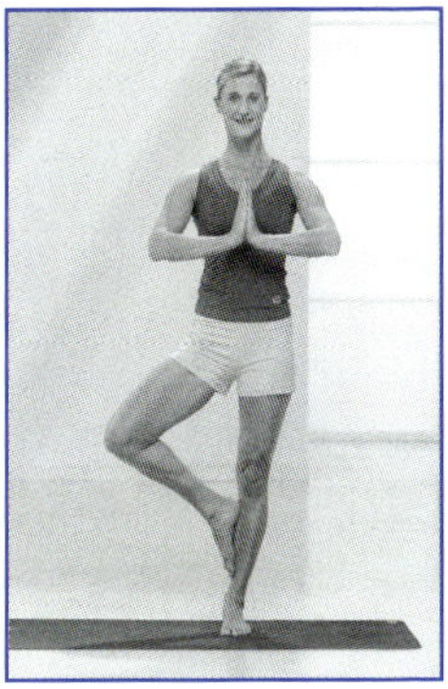

Schuhe ausziehen. Dann hinstellen, ein Bein etwas anwinkeln und die Fußsohle seitlich oberhalb des Knöchels des anderen Beins auf der Wade abstellen. Arme hoch, Hände zusammenpressen, Ellbogen nach außen abwinkeln. Gleichgewicht halten, so lange es geht. Dann Seite wechseln.

Variationen sind möglich mit noch weiter angezogenem Bein und nach oben gestreckten Armen.

Yoga lässt grüßen! Und das ist sinnvoll. Effektives Muskeltraining funktioniert am besten bei guter Körperspannung und einem guten Gefühl für Gleichgewicht.

Ausruhen!

Nicht vergessen: Zur Anspannung gehört im nächsten Schritt immer die Entspannung. Training setzt den Reiz, die gewünschten Muskelstrukturen wachsen dann in der Regeneration. Das wissen viele nicht: Das Geheimnis jedes Profisportlers ist nicht das korrekte Training, sondern die kunstvoll eingesetzte Regeneration.

Freude!

Ein bisschen Spaß muss sein

Je mehr ich mich mit dem Thema Schlafen befasse, desto mehr bin ich davon überzeugt, dass nicht eigentlich mehr Disziplin, mehr Anstrengung, mehr Leistung wesentlich sind, sondern das Gegenteil. Regeneration. Loslassen. Lebensfreude fühlen.

Lebensfreude ist für mich intensiv verbunden mit Bad Neuenahr. Die Erinnerung an ein Seminar dort. Im Regen. Gerade hatte man den Theorieteil des Seminars überstanden, nun stand die Praxis auf dem Programm. Laufen! Spontane Idee: Ab auf die grüne Wiese vor dem Hotel.

Barfuß!

Schon wurden die hochmodernen, vielfarbigen, quer- und längsgestützten Laufschuhe auf einen Haufen geworfen, die Socken noch obendrauf. Und dann ging's los. Im Kreis.

Sekunden später: Leuchten. Strahlen. Die Mundwinkel immer breiter und höher. Nach fünf Minuten Tumult. Lachen. Abklatschen. Jubeln. All jene, die kurz zuvor noch hoch seriös an Seminartischen gesessen hatten, wollten jetzt nur noch die grünsten, am meisten nassen Flecken im Gras erwischen. Völlig aus dem Häuschen. Vor Glück.

Echtes, gefühltes Glück

Nasse Füße! Klebriges Gras! 40, 50 Jahre hatten diese Teilnehmer das nicht mehr erlebt. Ich nehme mich da nicht aus. Man vergisst dieses schmeichelnde, absolut unvergleichliche Gefühl an den Sohlen.

Sobald man es aber erinnert, die Erkenntnis: Nasses Gras gehört zu den ganz schnellen Wegen, wieder jung und glücklich zu werden. Für mich eine der einfachsten, der schönsten Methoden.

Wenn Sie das gelesen und begriffen haben. Wenn Sie das nachfühlen können. Dann frag ich Sie: Weshalb tun Sie es nicht viel, viel öfter? Barfußlaufen ist Doping für die Füße. Ihre Füße sind es, die Sie zurückbringen in Kontakt mit der Lebenslust. Und? Wer gut leben kann, der kann auch gut schlafen.

Minitrampolin: Weil jeder fliegen kann

Immer wenn es um Trampolintraining geht, kommt irgendwann die Sache mit den Schweinen. Eine Studie der Arizona State University. Forscher dort kamen auf die seltsame Idee, Schweine auf dem Trampolin wippen zu lassen. Und siehe da: Gut ging's denen! Sie hatten erstaunlich viel Energie, waren besser drauf als die Kollegen auf dem Betonboden und kamen besser klar mit Stress. Ob sie auch besser schlafen konnten nach ihrem Gepurzel auf der schwingenden Gummimatte, ist nicht überliefert, aber naheliegend.

Trampolin! Eine gute Idee, wenn es um besseren Schlaf geht. Wie nun das? Ein Minitramp ist im Vergleich zu Crosstrainern, Ergometern und Co. ein äußerst preisgünstiges und schmal zu verstauendes Gerät fürs Heimtraining. Immer dann sehr sinnvoll, wenn es draußen nicht einfach nur ein bisschen regnet (siehe nasses Gras, oben). Sondern das Wetter so grauslig daherkommt, dass Bewegung draußen unangenehm *und* ungesund wäre. Gibt es hierzulande durchaus.

Das Schlafgut-Rezept für Vergnügen

Auf jedem ganz einfachen Minitrampolin sind zahllose Übungen möglich, die Ihnen ganz unwillkürlich gute Laune bereiten werden:

- **Wippen:** mit den Füßen, im Sitzen und im Liegen
- **Walken:** Knie hochziehen und Arme schwingen!
- **Laufen:** locker, mit angezogenen Knien, mit erhobenen Armen
- **Hüpfen:** abwechselnd auf dem rechten und linken Bein, mit gleichzeitigem Luftboxen
- **Akrobatische Sprünge:** Grätsche, Schrittsprung, seitliches Anfersen – nur für Fortgeschrittene!

Variationen sind durch unterschiedliche Kombinationen der einzelnen Übungen möglich. Außerdem durch das zusätzliche Training mit kleinen Hanteln (mehr Ideen in »Fit & schlank mit dem Mini-Trampolin« von Marion Grillparzer, Südwest Verlag).

Gedanken aufräumen – endlich gut schlafen

Wir machen hier keine Lehrbuchmedizin. Wir berufen uns nicht nur auf »die wissenschaftliche Studie«. Wir lassen die Patienten selbst sprechen. Denn unser Ziel ist nicht die Veröffentlichung der x-ten Studie, sondern

das Glück des Patienten.

Klingt vielleicht ein bisschen anspruchsvoll. Ist trotzdem so gemeint, gerade deshalb. Fangen wir also an mit dem Brief eines Patienten, der mich lange beschäftigt hat:

> *»Ich war bei Ihnen in der Praxis und befand mich in einem fürchterlichen Zustand. Meine Depression war so schlimm … Jede Minute des Tages war für mich eine Qual und die Nächte der Horror. Richtig geschlafen hatte ich schon seit Monaten nicht mehr. Total übermüdet, ausgemergelt, überanstrengt.*
> *Der Weg vom Bett auf die Couch schien mir fast unüberwindlich. Ich fing schon an, an meinem Verstand zu zweifeln. Hatte regelmäßig fürchterliche Panikattacken und Herzrasen, war nervös und unruhig. Nach dem zweiten Nervenzusammenbruch wurde ich in eine Akutklinik für Depressive aufgenommen.*
> *Dann: Es war wie ein Wunder … Das Leben kehrte zurück in meinen Körper und Geist. Schlagartig mehr Energie, war wacher, habe wieder gelacht. Meine Eltern waren auch*

fassungslos vor Freude. Ich werde zunehmend ausgeglichener, entspannter, gelassener. Habe wieder die Kraft, mein Leben zu führen. Kann mich unglaublich gut konzentrieren und begreife wesentlich schneller. Stehe wieder mitten im Leben, bin stark und souverän. Bin heute ruhiger und ausgeglichener als jemals zuvor.
Kurz: Sie haben mich zurück ins Leben geholt!«

So die Kurzfassung des mehrseitigen Schreibens eines … Juristen. Die können das. Die können unvergleichlich formulieren. Nur: Da schiebt mir jemand lobend Verantwortung zu. Dabei hat er das alles doch selbst geschafft. Ich habe ihm lediglich einen bewusst kräftigen Tritt in den Allerwertesten gegeben. Allerdings saß der anders als üblich. Denn, das passiert selten genug, das Aminogramm dieses Herrn war exzellent. Er brauchte jetzt etwas *on top*. Und zwar massiv. Im Zentrum:

Meditation

Menschen mit massivem Leidensdruck wie diesen Juristen kann man sehr leicht heilen. Der Druck ist so hoch, dass nicht nur gejammert wird, sondern gehandelt. Meditation, jeden Tag. Dazu laufen, jeden Tag. Dazu NEM. Dazu, endlich, keine Kohlenhydrate mehr.

Dass wir uns verstehen: Heilen ist nicht einfach so dahingesagt. Es geht hier um die Biografie eines Menschen. Es geht um ein Leben, das lange nicht gelingen will – und dann doch endlich umschlägt in Richtung … Glück.

Grübelfalle: Sorgen, Stress und Affengeschnatter

Warum gelang das vorher nicht? Weil Juristen trainiert sind, Fälle zu konstruieren. Und das bei tendenziell leistungsfähiger Gehirnsubstanz. Was ganz schnell zu einem dichten Affengeschnatter führen kann.

Bei mangelnder Auslastung nämlich fängt unser Gehirn an, Geschichten zu erfinden. Es erzählt Geschichten aus der Vergangenheit und aus der Zukunft. Welche furchtbaren Dinge passiert sind, welche noch passieren könnten. Das ist der innere Dialog. Sie babbeln unablässig mit sich selbst. Auch noch nachts im Bett. Gehen alle die hässlichen Debatten des Tages durch. Besonders gern *vermutet* das Hirn: Was andere denken könnten? Über mich? Was andere erwarten könnten? Von mir? Wie andere gefährlich werden könnten? Für mich?

Mit solchen Gedanken kann man sich stundenlang wunderbar beschäftigen. Ist nur leider sinnlos. Und messbar schädlich für die Gesundheit. Denn aus jeder Geschichte entsteht eine Emotion. Und die ist für unser Gehirn, für unseren Organismus nicht einfach nur eine Geschichte, sondern eine Realität. Eine Realität, auf die mit realen Ausschüttungen von Hormonen reagiert wird. Zumeist Stresshormon: Cortisol. Manchmal auch Kuschelgefühle.

Dummerweise schenkt das menschliche Gehirn negativen Gedanken viel mehr Aufmerksamkeit als positiven. Im Zuge der Evolution war das vielleicht hilfreich, heute raubt es uns den Schlaf. Ganz gleich, ob etwas Unangenehmes wirklich passiert oder ob wir nur destruktives Affengeschnatter in unserem Hirn veranstalten – jedes Mal steigt der Cortisolspiegel. Und bleibt gut eine Stunde erhöht.

Andersherum: Passiert etwas unerwartet Positives oder denken wir an etwas besonders Schönes, steigt der Spiegel des Hormons Oxytocin an, das Kuschelhormon. Nur leider nicht lange. Nach fünf Minuten ist der positive Hormonrausch schon wieder vorbei.

Lassen Sie sich von Ihrem Hirn nicht alles gefallen!

Daher ist es so wichtig, die Gedanken nicht nur zu denken, sondern auf sie aufzupassen. Schlechtes Wetter können wir nicht einfach so abschalten – destruktive Gedanken aber doch.

Es gibt tausende unterschiedliche Techniken, die alle eines gemeinsam haben: Sie schulen die Konzentration und die Aufmerksamkeit; sie führen zu einer Art gedanklicher Disziplin, einer wohltuenden Disziplin.

Für welche Technik der Meditation Sie sich entscheiden, ist überhaupt nicht wichtig. Zentral ist das Ziel der Übung:

»Ruhe da oben.«

Schluss mit der Sorge, dem Grübeln, dem Affengeschnatter.

Nun, realistischerweise wird das Gehirn niemals ganz aufhören, alle möglichen und viel mehr unmöglichen »Fälle« zu konstruieren. Aber wir können lernen, diese Konstruktionen als solche zu entlarven. Und das dem Gehirn zurückzumelden: »Hallo Hirn, danke für die Story, kenne ich schon, brauche ich jetzt nicht.«

Auf diese Weise verändert sich der Gedankensalat im Kopf. Nach einer Weile werden die Geschichten ruhiger, wohltuender. Das wirkt sich wiederum auf den gesamten Körper aus, sogar auf die Gene.

Einen Riegel vorschieben

Sie kennen die Geheimwaffe, wenn es ums Abnehmen geht. Wenn wir überhaupt nicht mehr klarkommen mit der Vielzahl der unterschiedlichen Nahrungsmittel, mit dem »Geschnatter« der Angebote im Supermarktregal, können wir durchaus eine ganze Weile aussteigen aus dem Zirkus. Fasten. Oder eine Weile nichts anderes zu uns nehmen als Protein-Shakes. Im Forum unter www.strunz.com gerne und immer wieder verhandelt unter dem Stichwort »Geheimplan«.

Einen solchen Geheimplan kann ich auch anbieten für Ihr Oberstübchen. Einen einzigen Ersatz, um das Geschnatter auszuschalten, vorübergehend zumindest. Einen Riegel. Die Idee geht so: Da der Mensch immer nur einen Gedanken zur gleichen Zeit denken kann, kann er lästige und kontraproduktive Debatten da oben durch einen anderen, möglichst positiven Gedanken ersetzen.

Auf diese Weise gelingt es, die Selbstgespräche abzustellen und gleichzeitig dem Unterbewusstsein positive Impulse zu geben. Einige dieser positiven Gedanken, die sowohl im Alltag als auch im Ausdauersport mit Erfolg angewendet werden können, lauten wie folgt:

- »Ich atme mit jedem Zug Kraft und Energie.«
- »Es ist leicht, ich schaffe es!«
- Speziell für Schwimmer wird der Satz »Ich bin lang und dünn!« empfohlen
- für Bergradfahrer »Ich bin klein und zäh!«
- und Läufer »Ich fliege wie eine Feder!«

Bilder denken

Neben derartigen Sätzen eignen sich auch Bilder. Je farbiger, je lauter, desto eher ist das Hirn bereit, das eigene Affengeschnatter herzugeben und gegen dieses Bild auszutauschen.

Sportler können sich ein Zielfoto des bevorstehenden Wettkampfes besorgen, auf dem der Sieger fröhlich, gelöst und glücklich die Ziellinie überschreitet. In diesen Sieger sollte der Athlet sich nun hineinträumen, an seiner Stelle die Ziellinie überschreiten. Er ist dann irgendwann einmal fest davon überzeugt, ins Ziel zu gelangen, weil er sich ja bereits im Ziel gesehen hat.

Das absolut sichere, innerlich verankerte Wissen um den Ausgang beeinflusst das Handeln und die Lebenseinstellung. Besonders pfiffige Sportler versäumen natürlich nicht, sich auch einige Trainingsszenen zu visualisieren. Wie sie zum Beispiel auch dann laufen, wenn andere feiern. Auch dann laufen, wenn das Wetter nicht mitspielt. Auch dann laufen, wenn die Wade schmerzt. Auch dann laufen, wenn …

IAMON: Der stärkste Riegel

Ein gewöhnungsbedürftiger Gedanke: Noch sicherer als innere Sätze ist der Austausch des Affengeschnatters durch… Unfug. Da gibt es freilich zahllose Möglichkeiten.

Vom Dalai Lama heißt es, er habe zur Meditation vor dem Einschlafen die Zwischenräume der Worte in seinem Buch gelesen. Woody Allen wird nachgesagt, sich in asiatische Schriftzeichen vertieft zu haben, ohne dass er auch nur ein Zeichen entziffern konnte. Karl Marx soll Schönschrift geübt und Goya die Wände seines Schlafzimmers im Geist bunt bemalt haben *(Bittrich 2012, S. 17; 78; 107; 110).*

Ich sage IAMON. Ein Wort, das überhaupt keinen Sinn ergibt. Wer möchte, kann ein verwaschenes »Triathlon« darin erkennen, und so ist es tatsächlich entstanden.

Ich konzentriere mich also auf das Wort IAMON. Wandern die Gedanken ab, hole ich sie zurück zu IAMON. Wandern sie wieder ab, hole ich sie wieder zurück. IAMON.

Es kommt nicht darauf an, über wie viele Minuten Sie IAMON mental halten können. Ganz anders: Es kommt darauf an, aufkommende Gedanken wahrzunehmen und sie bewusst auf IAMON zurückführen zu können.

Denn wer ist der Herr in Ihrem Hirn? Das Affengeschnatter? Oder Sie? Eben: Sie. Eigentlich.

Einige Minuten Meditation können vor allem abends eine Wohltat sein. Nach ungefähr zehn Minuten tritt dann der gewünschte Effekt ein: die Sensation des fehlenden Körpergefühls und ein Gefühl des Schwebens. Erst dann ist der Körper maximal entspannt, ein Zustand, der sich mit physikalischen Messmethoden nachweisen lässt. Interessanterweise werden zu Beginn einer Meditation vermehrt aktivierende Botenstoffe wie Dopamin und Noradrenalin ausgeschüttet, die Aufmerksamkeit steigt. Nach einiger Zeit fokussiert sich das Denken und wird ruhiger, dann werden auch Endorphine ausgeschüttet, wie beim Sport. Die Endorphine bauen das Stresshormon Cortisol ab, weiten die Gefäße und reduzieren den Blutdruck. Regelmäßige Meditation schafft auf diese Weise die besten Voraussetzungen für einen gesunden, erholsamen Schlaf! Einfach mal ausprobieren!

Konstruktive Reflexion

Verstehen Sie mich bitte richtig: Positive innere Sätze, Visualisierungen und IAMON stellen das negative, das schnatternde Denken ab. Ja, richtig, gut so. Das heißt aber nicht, dass Sie *jegliches* Denken abschalten sollten.

Im Gegenteil. Nachdenken hilft, Knoten aus unsinnigen Vorannahmen und Bedenken aufzulösen, sprich: die Fake News Ihres eigenen Hirns.

Im Prinzip kann jeder Mensch auch ohne Meditation, nur mit klarem Denken seine eigene Haltung verändern und ganz frei entscheiden, wie er seine Welt sehen möchte. So ist es jedem möglich, wie Nietzsche es einmal sagte, die Widerstände in seinem Leben als Stufen zu verstehen, über die er in die Höhe steigt.

Dabei kann etwas durchaus Paradoxes passieren: Ausgerechnet schwere Rückschläge können uns dazu veranlassen, einen Prozess der Reflexion zu durchlaufen, den wir ohne den Rückschlag in dieser Intensität gar nicht hätten vollbringen können. Ausschlaggebend ist dabei allein unsere Bereitschaft der Auseinandersetzung mit dem Erlebnis. Nicht das Erlebnis selbst.

> *»Ohne meinen Krebs (Diabetes, Neurodermitis, Tinnitus etc.) wäre ich in meinem Leben nie so weit gekommen. Ich bin dankbar für diese Erfahrung.«*

Wie oft habe ich das von Ihnen gehört.

Danke! Kann man nicht oft genug sagen

Dankbarkeit ist etwas, an das wir viel zu selten denken. Gerade die Besten, die Hochleister im Job, die Schnellsten im Marathon, neigen zu einem starken Ego. Fokus auf Leistung, auf Trainingszeiten, auf Blutwerte. Und das Umfeld, das die gesamte Strapaze mitträgt und den Rücken freihält? Die Familie? Die Kollegen? Die Trainer?

Studien haben gezeigt, dass sich regelmäßige Dankbarkeitsübungen positiv auf unsere Stimmung und Gesundheit auswirken *(z. B. Emmons und McCullough 2003).* Das lässt sich mit dem Thema Schlaf wunderbar verknüpfen: Wie wäre es, einige Wochen lang immer am Abend vor dem Einschlafen ein Dankbarkeitstagebuch zu führen? Fünf Dinge lassen sich bestimmt sammeln.

Hier einige Anregungen. Ich bin dankbar

- für meine Familie, Freunde und Kollegen
- für die Herausforderungen, die mich heute stärker gemacht haben

- dass ich gesund genug bin, um das zu tun, was ich möchte
- für meine Talente und Begabungen
- für die besondere Begegnung, die ich heute erleben durfte
- für ein Gespräch, das mir eine neue Perspektive geschenkt hat
- dass ich in Freiheit und Frieden leben kann.

Der Effekt: Auch die kleinen wunderbaren Momente des Lebens werden mit der Zeit aufmerksamer wahrgenommen. Langfristig führt diese veränderte Wahrnehmung dann zu einer positiveren Lebenseinstellung, sogar zu messbar mehr Sport, weniger Krankheit und in der Folge auch zu einem besseren Schlaf.

Regeneration!

Ganz einfach: Atmen

Nur Ameisen und Menschen arbeiten ständig. Sonst kaum ein Lebewesen. Orientieren wir uns doch ein bisschen anders: am Löwen. Oder sagen wir: am Adler. Mit dieser bemerkenswert souveränen Ausstrahlung, gerade in Phasen der Regeneration. Die wir, zumindest so ähnlich, auch erreichen könnten. Indem wir …

atmen.

Viel zu oft atmen wir viel zu wenig. Oder falsch. Wenn ein Stressor auf uns zukommt, atmen wir ein. Schlechte Idee, denn das führt zu abfallenden Kalziumspiegeln und damit zu einer verstärkten Überempfindlichkeit des Nervensystems.

Viel besser: Täglich immer und immer wieder Formel-1-Reflex. Also

Aaaaauuuuusatmen und Schultern fallen lassen.

Sofortige Entspannung. Nachweisbar durch Messung von Adrenalin und Cortisol. Beim Ausatmen steigt der Kalziumspiegel. Sie werden unangreifbar für den täglichen Stress.

Dabei gilt: je langsamer, desto besser. Wenn möglich also nicht mehr

16-mal oder noch häufiger, sondern nur 4-mal pro Minute atmen. Ausprobieren!

Nicht nur während des Trainings, sondern auch im Alltagsleben spannen wir ständig unbewusst unsere Muskulatur an, sogar am Schreibtisch. Nur wird ein angespannter Muskel weniger durchblutet und mit Sauerstoff versorgt. Deshalb also auch im Büro: Ausatmen und Schultern fallen lassen! Nach längerer Übung kann dies zum Normalzustand werden. Das heißt dann, dass der Körper in jeder (trainingsfreien) Minute weitgehend entspannt ist.

Noch einmal: Nur Ameisen und Menschen arbeiten ständig. Werden Sie zum Adler. Zum Löwen. Lebensenergie und Kraft kommen aus einer tieferen Quelle in Ihnen, die das Sprudeln anfängt dann, wenn Sie … zur Ruhe kommen.

Meditative Bewegung

Meditieren verbinden viele von Ihnen mit Stillsitzen nach fernöstlicher Manier. Und mögen es nicht. Ich auch nicht recht. Der westliche Mensch ist kein guter Stillsitzer. Doch Meditation geht auch bewegt: beim Laufen, beim Gehen, Schwimmen, Radfahren, beim Zeichnen oder Putzen – Sie können sich auch in Ihr Wohnzimmer stellen und eine Oper dirigieren, um mal richtig abzuschalten. Die Krimiautorin Agatha Christie soll nach dem Kochen eine Art meditativen Abwasch betrieben haben, bei der ihr die besten Buchideen in den Sinn kamen.

Die Vision im Spülwasser, wer hätte das gedacht. Apropos Visionen. Hätten Sie auch gerne? Können Sie haben. Visionen machen … das Leben hell. Können aus dem oft viel zu dunklen Alltag herausführen. Ins Licht.

Falls Sie gerade stutzen: Ich meine das genau so. Weshalb? Weil ich genau das oft genug lese. So schreibt mir eben ein Doktor über diese bemerkenswerte Erfindung: den Cross-Shaper. Es handelt sich um ein intelligent weiterentwickeltes Nordic Walking. Größte Veränderung sind wohl die rollenden Stockspitzen. Seine persönlichen Erfahrungen jedenfalls sind lesenswert.

> *»Der geräuschlose und fließende 3-Punkt-Gang mit starker Aufrichtung der Wirbelsäule macht dieses Training so vegetativ harmonisierend.*
> *Schon nach wenigen hundert Metern kommt der erfahrene Cross-Shaper-Sportler in seinen Flow und kann gedanklich regelrecht abtauchen.*
> *Ich gehe jeden Morgen eine halbe Stunde, weniger um meinen Körper zu trainieren, als mich mental auf den Tag zu programmieren. Wie die REM-Phase im Schlaf erreiche ich beim Cross-Shaping eine ganz besondere mentale Phase, die es mir ermöglicht, sehr gute Visionen zu bekommen.«*

Heißt übersetzt: Sie brauchen gar nicht stundenlang durch den Wald zu joggen. Um in den Flow zu geraten. Der Mailschreiber jedenfalls berichtet, dass schon wenige hundert Meter mit dem – recht anstrengenden – Cross-Shaper genügen. Eine glückliche Alternative? Auch für Sie?

Das Schlafgut-Rezept für Meditation

Meditation

- Setzen Sie sich aufrecht auf einen Stuhl, schließen Sie die Augen und konzentrieren Sie sich auf ein »leeres« Wort. Zum Beispiel auf das Kunstwort IAMON. Das wiederholen Sie unablässig.
- Beginnen Sie mit nur einer Minute und steigern Sie sich langsam auf 5, 10, 15, 20 Minuten. Wiederholen Sie die Übung täglich.
- Bekannt als Gebet. Rituelle Wiederholung. Heißt heute Meditation. Rituelle Wiederholung eines Mantras. Führt Sie in den »Reflex-Tiefschlaf«, in den Alphazustand. Die effektivste Form der Entspannung.
- Atmen Sie tief aus und entspannen Sie dabei Ihre Schultern. Atmen Sie weitere fünfmal tief aus. Sie brauchen sich nicht um das Einatmen kümmern, das passiert von alleine. Der Formel-Eins-Reflex lässt negative Gedanken verschwinden und hilft gegen körperliche sowie seelische Verspannungen.

Meditative Bewegung

- Meditatives Laufen, Abendspaziergang, bewusstes Gehen. Jede dieser bewegten Meditationen eignet sich für den Formel-Eins-Reflex. Zusätzlich können Sie sich auf Ihren Körper konzentrieren, nehmen Sie nacheinander Füße, Beine, Hüfte, Bauch, Rücken, Schultern, Arme, Hände, Nacken und den Kopf von innen wahr. Wenn Sie in Gedanken abschweifen, kommen Sie zurück zu der Körperregion, bei der Sie als Letztes waren. Oder fangen Sie wieder bei den Füßen an.

Und nicht vergessen ...

Jeden Tag ausreichend Magnesium und Tryptophan (Eiweiß). Biochemisch nachweisbare Entspannung der Muskulatur und des Geistes. Man bekommt plötzlich Abstand, Überblick, Souveränität.

Täglich Joggen. Oder moderne Varianten wie Cross-Shaper. Auch nichts anderes als ritualisierte Wiederholung. Mit der Zeit lernt man, dabei zu träumen, abzuschalten.

Sammeln Sie jeden Abend mindestens fünf Punkte, für die Sie dankbar sind, in einem Dankbarkeitstagebuch.

Leichter gesagt als getan

Genetisch korrekt essen, genetisch korrekt bewegen und genauso genetisch korrekt das Gedankenkarussell stoppen. Das ist so einfach. So einfach gesagt! Aber: Ist es auch so einfach gemacht?

Tja.

Machen wir uns nichts vor. Sich selbst auf die richtige Spur zu bringen, den Hebel umzulegen Richtung gesunder Schlaf, das kann ein klein wenig herausfordernd sein. Ob die Veränderung machbar ist, auch für Sie machbar?

Ich sage: Frohmedizin ist für jeden machbar. Für jeden eine Chance.

Im folgenden Kapitel finden Sie ein Programm, das wir extra so für Sie entwickelt haben, dass es machbar ist. Für Sie. Weil Sie selbst genau festlegen können, was zu Ihrem Leben passt und zu Ihren Bedürfnissen.

Wann wollen Sie sich die Chance geben, wenn nicht jetzt?

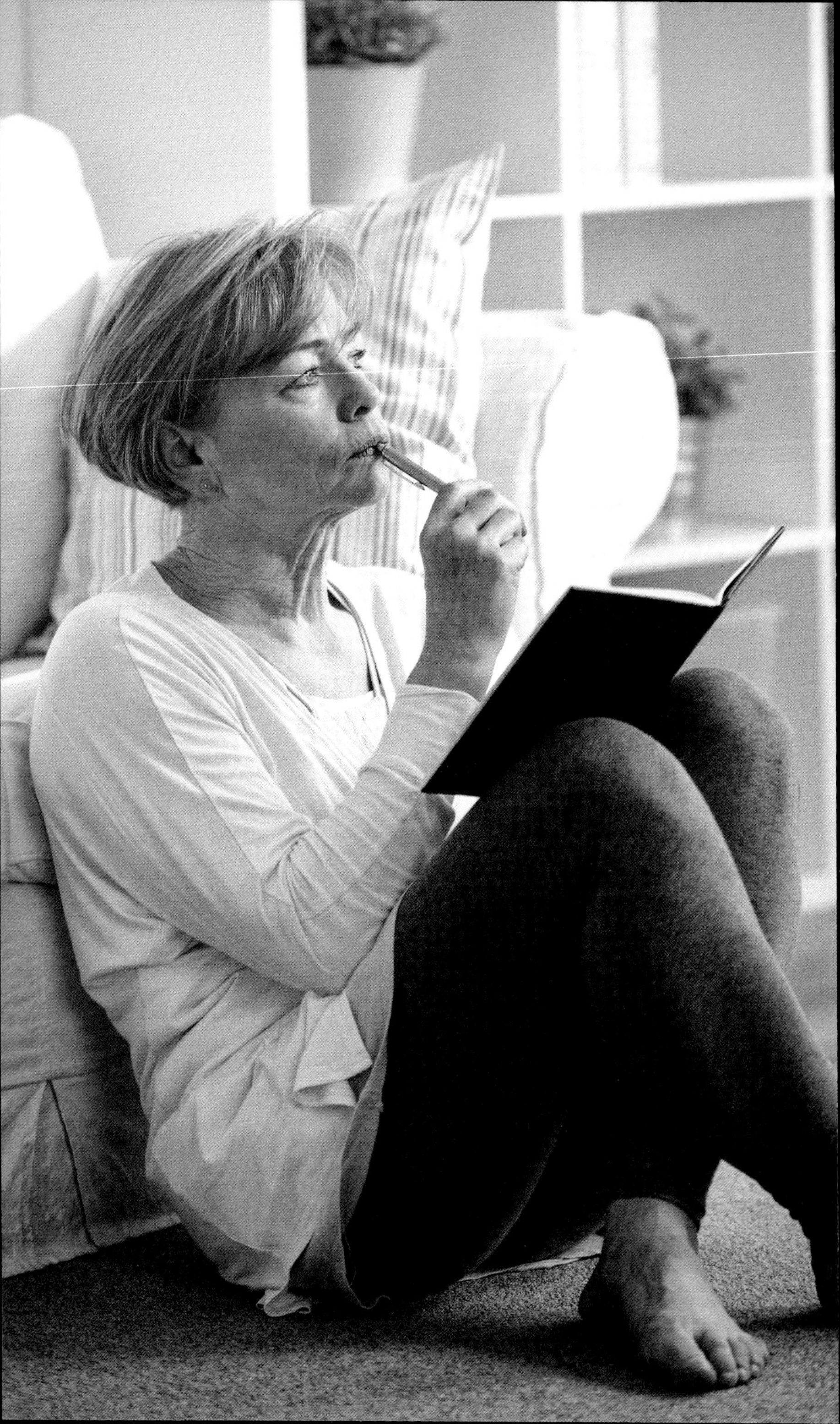

Sleep well! Das Sechs-Wochen-Programm

*»Wenn du etwas Wichtiges willst,
ziele nicht ins Schwarze, ziele daneben.
Und schon fällt es dir in den Schoß.«*

DR. ULRICH STRUNZ

Frohmedizin ist ein Programm. Und so liegt es nahe, auch ein Schlafgut-Programm zu entwickeln. Voilà: Hier ist es. Ihr persönliches Schlafgut-Programm, das Sie ganz individuell auf Ihre Lebenssituation und auf Ihre Bedürfnisse abstimmen können. Setzen Sie sich konkrete Ziele: Was wollen Sie neu machen in Ihrem Leben? Anders als bisher? Und: Was wollen Sie nicht mehr machen? Sie werden sehen: Besserer Schlaf hat viel mehr mit der Kunst des Weglassens zu tun, als wir meinen. Viel Erfolg!

Das Prinzip macht den Unterschied

Wir glauben an Programme. Da werden Gremien beauftragt, Sonderkommissionen gegründet, damit am Schluss ein umfangreiches Programm herauskommt. Wovon in der Realität dann oft nicht viel sichtbar wird. Deshalb meine Zurückhaltung beim Thema Programme.

Ein offenes Programm

Dennoch: Auch Frohmedizin ist ein Programm. Bewegung – Ernährung – Denken. Täglich versuche ich im Gespräch, Ihnen klarzumachen, dass es hier nicht um ein starres Programm für alle geht. Sondern um Prinzipien. Prinzipien, die jeder für sich selbst mit Inhalten füllen darf. Bewegung heißt für den einen nun einmal Marathon, für den anderen heißt es mit dem Hund spazieren gehen. Weil in seiner Situation vielleicht nur noch das geht. Ich sage: immerhin das! Und Ernährung heißt für den einen mehr Eiweißshakes, für den anderen mehr Fisch oder Quark. Und NEM heißt für den einen eine ganze Handvoll Kapseln, für den anderen … gar nichts. Meine brasilianischen Marathonläufer. Die scheinen anders zu essen, dort in Brasilien. Haben wenige Probleme mit Eisen, B-Vitaminen, Magnesium. Manch einer kommt ohne NEM aus. Die meisten von Ihnen freilich nicht. Schon allein deshalb, weil wir hier eben nicht das ganze Jahr über frische Früchte von den Bäumen pflücken können (Stichwort Antioxidantien) und es im Winter so dunkel ist (Stichwort Vitamin D).

Es geht also ums Prinzip. Um die Metaebene. Natürlich ist das anspruchsvoll. Natürlich wünschen sich viele ganz konkrete Anweisungen, wollen viele ganz fest an der Hand genommen werden und einen Weg gehen, auf dem sie »alles richtig« machen.

Und so lese ich mit, wenn Sie auf strunz.com oder Facebook intensiv diskutieren: in welchem Gemüse wie viele Kohlenhydrate stecken und ob man es dann überhaupt essen darf, weil ja doch so viele wirksame Substanzen drin sind, besonders im Brokkoli. (Antwort: Ja. Bitte Gemüse essen.) Thema Obst: Einerseits sind ja Vitamine drin, andererseits aber auch so viel Fruktose, und Fruktose macht ja so dick. (Antwort: Ja, bitte Obst essen. Aber kein zuckersüßes.) Fleisch: Wo gibt's überhaupt noch ordentliches Biofleisch mit dem richtigen Omega-3-Anteil? (Antwort: Metzger fragen. Oder Google). Süßstoffe: Wie ist das mit Aspartam? (Antwort: Immer noch besser als Zucker.) Oder nutzt man Light Drinks besser nur (ja, so diskutieren Sie das!) als Klospüler? Kurz:

Was soll man?

Was darf man?

Was ist richtig?

Die Antwort ist ganz einfach: Es gibt keine. Denn jeder Organismus ist anders. Und deshalb gibt es nicht das eine Programm für alle. Kann es nicht geben! Der eine trainiert eben für den Marathon, der andere ist noch auf dem Weg von 120 zu 90 Kilo. Die eine hat 376 Mitarbeiter zu führen, die andere pflegt die schwer kranke Oma. Auch in der Nacht. Jeder von Ihnen braucht ein Programm, das passt. Und das kann sehr eigenwillig aussehen. Denken wir nur an die Chronotypen: Einer springt morgens um 4.30 Uhr putzmunter aus den Federn, der andere wird um diese Zeit erst müde. Gibt's eben!

Wie auch immer Ihre Situation aussieht: Es ist Ihrem Körper gleich, ob Sie sich selbst als »Lerche« sehen oder als »Eule« einschätzen. Er will sich tagsüber in der Sonne bewegen und in der Nacht im Dunkeln liegen, in Tiefschlaf fallen. Ihrem Körper ist es wurst, ob Sie Ihre Ernährung als *vegan* oder *paläo* oder *Low Carb* deklarieren. Er will lediglich die richtigen Bausteine in ausreichender Zahl. Also alle Aminosäuren, alle Fette, Vitamine, Mineralien, Spurenelemente. Er will essen – und dann eine Weile nicht essen. Verdauen. Und Ihr Geist, Ihr Gehirn, die wollen ebenfalls auf Hochtouren laufen und sich dann wieder beruhigen dürfen. Aktivität und Ruhe, Arbeit und Pause, Anspannung und Entspannung.

Beides.

Das ist Molekularmedizin. Die ist wirklich so einfach. Wir können auch sagen: Das ist Leben.

Und so geht es immer wieder um das Gleiche: Kümmern Sie sich um sich selbst! Folgen Sie nicht einem Programm, sondern dem Prinzip. Ich kenne Sie... sogleich kommen Zweifel auf. Oder? Etwa die Frage:

Woher soll ich die Zeit nehmen?

Es ist ja nicht so, dass viele Stunden am Tag nur darauf warten, mit neuen Aktivitäten gefüllt zu werden. Typischerweise platzt Ihr Terminkalender schon jetzt aus allen Nähten. Und dann noch, also obendrauf: Meditation? Noch obendrauf: Laufen? Krafttraining? Und auch noch obendrauf: Gesund ... kochen!? Wäre das nicht sogar egoistisch, sich so oft herauszuziehen aus der Arbeit, aus der Familie, um sich mit seltsamen Dingen wie IAMON, dem Formel-I-Reflex zu beschäftigen oder die *sieben magischen Übungen* zu turnen?

Im Gegenteil!

Angenommen, jeder einzelne Mensch – auch Ihr Chef! – achtete jeden Tag auf genügend Sonnenlicht und ausreichend hell beleuchtete Büros. Absolvierte täglich mehrmals Übungen zur Meditation, zur Entspannung. Baute seinen Stress ab mit Ausdauersport und seine Muskeln (und damit seine Intelligenz!) auf mit Kraftsport. Kämen wir damit nicht automatisch zu einer humaneren Arbeitswelt? Zu viel weniger Krankheitstagen pro Jahr? Zu besserer Laune im Büro? Und letztendlich zu viel besseren Ergebnissen?

Schon Sokrates sagte, dass die Selbstsorge auf ein *allgemeines Gutes* ziele statt nur auf das Wohl der einzelnen Seele. Also, sollte jemand beunruhigt sein: Wer sich um seine Gesundheit kümmert, und guter Schlaf gehört nun einmal dazu, der ist weder egoistisch noch gar narzisstisch, der tut etwas Gutes für alle.

Zurück zur Frage: Woher die Zeit nehmen? Die Antwort heißt: Weglassen. Schon bei den alten Griechen, die sich bereits viele Gedanken um die »Selbstsorge« gemacht hatten, ging es darum. Damals nannte man es Askese: die *Einübung von Lebenskunst.* Einfacher gesagt, übertragen auf heute:

Schrott weglassen.

Überflüssige Termine, stundenlang Medienschrott, haufenweise Carbs, literweise Bier. Jeder kennt das. Wer das Weglassen jeden Tag ein bisschen einübt, der kommt jeden Tag ein bisschen weiter.

Neben der täglichen *Einübung* steht die *Ausübung von Lebenskunst.* Der eine lässt sich gehen, der andere tut was für sich. Kann man Lebensstil nennen. Oder Einstellung. Haltung. Letztendlich geht es dabei noch um viel mehr:

Freiheit

Ein großes Wort. Der ganze Witz der *Einübung und Ausübung von Lebenskunst* besteht doch darin, sich von einem passiven, immer in der gleichen Spur laufenden, trüben Wesen in einen aktiven, selbstbestimmten Menschen zu verwandeln. Sie wissen schon:

von der Ameise zum Adler.

Geschenkt wird einem das nicht. Das ist tägliche Arbeit an sich selbst, Arbeit gegen die Verlockungen des Alltags, Arbeit gegen die widrigen Umstände, mit denen jeder von uns zu ringen hat. Unsere Freiheit zeigt sich jeden Tag in der Art und Weise, wie wir unser Leben führen. Oder nicht führen. Philosophen sagen, das mache uns zum »ethischen Subjekt«. Wir können auch sagen: Das macht uns zum Menschen.

Was genau soll ich jetzt tun?

Ernährung – Bewegung – Denken. Das ist das Prinzip, um das es in der Frohmedizin immer geht. Auch beim Thema Schlaf, gerade da. Wie genau Sie dieses Prinzip leben, so, dass es Ihr Wohlbefinden fördert und Sie zum ersehnten Tiefschlaf bringt? Das gilt es jetzt herauszufinden. Und dazu bietet dieses Buch ein bewusst offen gehaltenes Programm.

Sie selbst bestimmen, welche Art und wie viel Bewegung jeden Tag für Sie und Ihren Schlaf guttut. Sie selbst bestimmen, ob und wenn ja, wie radikal No Carb für Sie ein Konzept ist, das Sie jetzt den entscheidenden Schritt weiterbringt. Sie selbst entscheiden, wie, wann und wo Sie auf welche Weise so meditieren können, dass es Ihnen guttut. Und auch nur Sie entscheiden, was genau Sie in Ihr Programm eintragen und wie Sie Ihre Fortschritte messen möchten. Um Ihnen eine Idee zu geben, wie ein solches Programm aussehen könnte, haben wir einige Vorschläge abgedruckt. Und auch einige Ideen für Icons, also für kleine Symbole, die für das stehen können, was Sie sich vornehmen. Oder was Sie endlich weglassen wollen.

Sechs Wochen sind ein Anfang

Das Programm ist auf sechs Wochen angelegt. Nur: Warum sechs Wochen? Die Erfahrung zeigt, dass sich Gewohnheiten innerhalb von sechs Wochen durchaus verändern lassen. Nach Ablauf dieser sechs Wochen ist die Umstellung natürlich längst nicht vorbei. Es kann gut und gerne zwei Jahre dauern, bis sich gewünschte Veränderungen im Alltag wirklich festgesetzt haben.

Wann Sie fertig sind?

Nie! Und zwar zum Glück! Niemand, der ernsthaft so etwas betreibt wie »Selbstsorge«, wird damit jemals fertig. An einem Haus repariert und baut man auch immer weiter. Und wenn man sein Haus liebt, macht man das sogar gern. Warum also sollte man mit den Bemühungen aufhören, wenn es um etwas noch viel Wertvolleres geht? Das eigene … Leben?

Und was, wenn es immer wieder nicht klappt?

Das Streben nach Perfektion, der Wunsch, alles ganz vollkommen »richtig« zu machen, kann einen unmenschlichen Zug annehmen. Auch die im Programm vorgeschlagene Selbstbewertung (Fazit) kann unmenschlich werden, wenn sie verstanden wird als Kombination aus Selbstvermessung und Selbstbestrafung. So ist das nicht gemeint. »Schuld« ist hier nicht das Thema.

Weil »Selbstsorge« und »Selbstentwicklung« ein lebenslang immer offenes Thema bleibt, dient das regelmäßige Bewerten des eigenen Lebensstils lediglich der Bilanzierung. Dem Überblick. Der Selbstermutigung, weiterzugehen auf dem eingeschlagenen Weg. (Sie lesen ja auch regelmäßig Ihre Kontoauszüge, um den Überblick zu behalten.)

Es geht darum, den eigenen Weg immer wieder anzupassen. Vor allem aber darum: immer weiterzugehen. So steinig der Weg auch sein mag. Und wenn Sie einen Weg zu besserem Schlaf suchen, hier noch ein kleines Geheimnis: Starren Sie nicht auf Ihre Schlaflosigkeit. Machen Sie es anders. Ich nenne es: danebenzielen.

Danebenzielen

Sie kennen meinen Glaubenssatz: »Wenn du etwas Wichtiges willst auf dieser Welt, bitte ziele nicht ins Schwarze, ziele daneben. Und schon fällt es dir in den Schoß.«

Ist übrigens mein grundsätzliches Behandlungsprinzip. Soll ich wirklich herausplatzen: »Sie sind viel, viel zu dick!«? Nein, nein. Ich bleibe höflich. Also verrate ich Ihnen lieber, dass auf dem Weltkongress für

Rheumatologie 2008 in Berlin entdeckt wurde, dass die Fettzelle außerordentlich aktiv ist. Dass sie massiv Entzündungsstoffe ausstößt, übrigens auch so dumme Moleküle wie Tumornekrosefaktor Alpha. Sie können sich denken, wozu der taugt. Und dann beschließen wir gemeinsam, diese bösen Fettzellen verschwinden zu lassen.

Das Prinzip wird besonders wichtig dann, wenn auch ich glaube, Ihre Krankheit sei – ja, so etwas gibt es manchmal – tatsächlich nicht heilbar. Wenn in mir so gar nicht recht das (durchaus plastische) Bild von Gesundung Ihrer Körperzellen entsteht. Vor meinem inneren Auge. Dann zielen wir einfach nicht ins Schwarze, sondern zielen daneben.

Hatte ich Ihnen einmal verraten: wenn Ihnen niemand hilft. Wenn Sie schon bei vielen Ärzten waren. Hilfe gesucht haben. Keine bekommen haben. Wenn Sie innerlich verzweifeln. Bleibt Ihnen immer noch ein Weg. Leben Sie so genetisch korrekt wie möglich. Also:

- Laufen Sie täglich. Fahren Sie Rad täglich. In der Sonne!
- Meditieren, entspannen oder beten Sie täglich. Täglich!
- Essen Sie genetisch korrekt, im Wesentlichen ohne leere Kohlenhydrate. No Carb.
- Bringen Sie Ihr Immunsystem in Ordnung. Also Blutanalyse, Bluttuning.

Dann haben Sie getan, was Sie tun können. Dann erreichen Sie statt eines Idealzustands – der sich ohnehin nicht erreichen lässt, das sagt schon das Wort »ideal« – ein pragmatisches, konkretes, lebenskluges und vielleicht sogar sehr lebensglückliches »gut genug«.

Was heißt nun »danebenzielen«? Es heißt, sich eben nicht ausschließlich mit der Krankheit zu beschäftigen. In Ihrem Fall vielleicht: mit der Schlaflosigkeit. Das, was jeder Arzt automatisch tut. Wenn er die Diagnose gestellt hat, wird er sich mit dieser Diagnose beschäftigen. Wird Bücher lesen, wird Medikamente finden und anwenden, neue Medikamente ausprobieren, wird sich rührend kümmern. Um Ihre Krankheit. Um die Schlaflosigkeit.

Nur: Nicht um Sie.

Dahinter steckt ein Denkfehler, bitte aufpassen: Sind Sie eine Krankheit? Oder gibt es ein Sie und davon getrennt eine Krankheit? Nachdenken!

Ich jedenfalls weiß genau, dass Sie zwar krank und schlaflos sein können und doch immer noch gesunde Anteile in sich tragen. Im Körper vielleicht 90 Prozent. In der Seele sowieso, sagen wir 99 Prozent. Also: Kümmern Sie sich doch einfach um das, was gesund ist! Und starren Sie nicht ständig auf die schwer kranken paar Prozent, die eben auch noch da sind. Wenn Sie das tun, wird etwas Merkwürdiges passieren:

Fokus auf Gesundheit

Plötzlich tritt Ihre Krankheit (die wenigen Prozent) in den Hintergrund. Plötzlich strahlt und glänzt und vibriert vor Energie der restliche Körper, die Seele sowieso. Wohlgemerkt: Sie haben immer noch diese Krankheit. Nur… wie wichtig ist die dann noch? Wie sehr wird die möglicherweise in den Hintergrund gedrängt? Dass das funktioniert, erzählt mir heute der Ehemann. Heute Vormittag.

Seine Frau ist schwer krank. Wahrscheinlich unheilbar krank. Glaube ich auch. Hat jetzt die Prinzipien der Frohmedizin übernommen. Intensiv. Bemüht sich extrem. Fühlt sich völlig anders (fühlt sich!). Kann beobachten, wie die »gesunden« Anteile des Körpers plötzlich denen der einer Leistungssportlerin gleichen! Das sieht man! Resultat in den Worten des Ehemannes: »Sie geht mit der Krankheit ganz anders um.«

Die tritt in den Hintergrund. Ist nicht mehr gedankenbeherrschend. Sondern ist da, schlimm genug, aber andere Dinge müssen auch noch erledigt werden. Raus in die Sonne, es muss Sport getrieben werden.

Es muss die Mahlzeit richtig zubereitet werden. Es muss über NEM nachgedacht werden. Und zweimal am Tag muss meditiert werden. Alles wichtige Pflichten, die ihre Gedanken mehr und mehr beherrschen. Noch einmal in den Worten des Ehemannes:

»Sie geht mit der Krankheit ganz anders um.«

Verstanden?

Wenn Sie unter Schlaflosigkeit leiden, wenn Sie wirklich schlimm leiden: Starren Sie nicht auf den Schlaf. Kümmern Sie sich um sich selbst. Um das ganze Selbst. Das immer beides braucht: Sonne und Dunkelheit. Aktivität und Schlaf. Essen und Verdauen. Anspannung und Entspannung. Und bei allem: Freude.

Also: Leben Sie. Ganz.

Dann kommt auch der Schlaf.

Ihr persönliches Sleep-well-Programm:

Ernährung – Bewegung – Denken

Was wir messen können, das können wir auch verbessern. Eine erste Verbesserung tritt manchmal schon ein mit dem Entschluss, überhaupt etwas zu messen. Denn sobald wir wissen, dass wir unsere Gewohnheiten messen, ändern wir sie schon. Den entscheidenden Unterschied macht das Aufschreiben.

Aufschreiben hilft! Wenn ich weiß, dass ich die Stunde, die ich mitten in der Nacht vor der Glotze sitze, genauso in meine Tabelle eintrage wie die Tüte frittierter Hobelkartoffeln, die ich dabei in meinem Magen versenke, dann werde ich den Fernseher vielleicht erst gar nicht einschalten und besagte Tüte erst gar nicht kaufen.

Selbstbeobachtung verändert uns. Und das ist auch der Grund, warum Sie an dieser Stelle keine vorgefertigte Gebrauchsanleitung finden. Sondern eine Tabelle, in die Sie selbst eintragen, was Sie wie erreichen wollen. Wir Menschen sind eben verschieden! Genauso wie es nicht den einen, einzig richtigen Einnahmeplan für alle geben kann, so gibt es auch nicht den idealen Tagesablauf für alle, der dann in eine für alle gleiche Idealnacht mündet. Gibt es nicht! Die Lebensumstände sind doch sehr unterschiedlich, das Lebensalter, der Stoffwechsel, der Chronotypus.

Nur zählen, was wirklich zählt

Nur Sie wissen, was für Sie richtig und wichtig ist. Doch: »Nicht alles, was zählt, ist zählbar, und nicht alles, was zählbar ist, zählt.« Wusste schon Albert Einstein. Und was zählt? Wir kennen die Kriterien: Ernährung – Bewegung – Denken. Ihre Messung in eigener Sache sollte deshalb diese Punkte umfassen.

- **Ernährung:** Definieren Sie eine für sich sinnvolle Menge an Proteinen, Fetten, Vitaminen. Ob Sie diese als Shake oder Hühnerschenkel genießen, ob Sie Omega-3-Pillen schlucken oder löffelweise Öl, ob Sie sich Vitaminkapseln gönnen oder kiloweise Erdbeeren – Ihre Entscheidung. Hauptsache, Sie tun es. Legen Sie fest, was die Symbole in Ihrer Tabelle für Sie konkret heißen. Dann tragen Sie diese Symbole zu bestimmen Uhrzeiten ein.
- **Bewegung:** Definieren Sie für sich Krafttraining und Ausdauertraining. Ob Sie dabei Gewichte im Fitnessstudio stemmen oder magische Übungen zu Hause absolvieren, ob Sie Marathon laufen oder walken, Rad fahren oder schwimmen – wurscht. Hauptsache, Sie bewegen sich. Mehrmals täglich. Und mehr als nur ein bisschen. Legen Sie wieder fest, was welches Sportsymbol für Sie bedeutet und tragen Sie die Symbole zu bestimmten Uhrzeiten ein.
- **Denken:** Sie profitieren enorm von Meditation – in welcher Art und Weise auch immer Sie meditieren wollen. Und Sie brauchen Pausen. Komplett OFF. Nur Roboter können »durcharbeiten«. Dafür können die etliches nicht, was uns vorbehalten ist. Pflegen wir das also, solange wir es haben. Und wieder: Symbole definieren. Eintragen.
- **Sonnenlicht:** Ein wesentlicher Faktor – von vielen viel zu oft übersehen. Sonnenlicht hat einen maßgeblichen Einfluss auf unsere innere

Uhr. Aber nur dann, wenn wir uns diesem Licht wirklich aussetzen. Tagsüber. Bitte in Ihre Tabelle eintragen.

Ziele setzen – und nachjustieren

Die Kunst liegt in der richtigen Kombination und Gewichtung der relevanten Faktoren. Wenn Sie dies zu Beginn Ihres Programms noch nicht wissen – ausprobieren! Und immer wieder nachjustieren. Ob Sie in der Nacht besser schlafen, wenn Sie Ihren Tag so oder ganz anders verbracht haben, das merken Sie schließlich.

Warum aber stehen in der Liste der möglichen Symbole auch Fernseher und Torten? Nun, Torte und TV sind selbstverständlich nicht Teil der Zielplanung – aber Teil der Realität. Deshalb gibt es auch solche Icons. Für Ihre tägliche Selbsteinschätzung. Ihre persönlichen Verführer sehen ganz anders aus? Passen Sie die Symbole gerne an.

Im Tagesverlauf können Sie immer wieder Ihre Zieltabelle (»So soll mein Sleep-well-Tag aussehen«) zur Hand nehmen und dann in Ihre Selbsteinschätzungstabelle eintragen, ob Ihnen der Gang in die Sonne und der Verzicht auf Junk Food gelungen ist. Ganz unten ist Platz für Ihr persönliches Fazit. Ziel erreicht? Na dann: Gute Nacht!

Wenn Sie mögen, können Sie zusätzlich in der Spalte ganz rechts eintragen, wie es Ihnen geht. Happy? Klar ist: Gut leben heißt gut schlafen. Wie genau Sie das Wunder Schlaf hinkriegen, das bleibt Ihr Geheimnis. Auf Ihrem Weg dorthin wünsche ich Ihnen viel Erfolg!

Sleep-well-Programm: Ernährung – Bewegung – Denken

Hier eine Auswahl an Icons für Ihr Schlafgut-Programm. Sie können diese nehmen oder sich eigene ausdenken. Wenn Ihnen das Zeichnen zu kompliziert ist, haken Sie die entsprechenden Spalten einfach ab.

SYMBOLE

Aufenthalt draußen im Sonnenlicht

Schlaf

Meditation (IAMON), bewusste Entspannung (Formel-I-Reflex) oder meditatives Laufen

Pause

Protein: tierisches bzw. pflanzliches Eiweiß, Proteinshake) oder NEM

Fett: wertvolle pflanzliche Öle oder tierische Fette (Butter) oder Omega-3-Kapseln

Vitamine: bevorzugt Salat, Gemüse, mäßig süßes, heimisches Obst. Oder NEM

Kohlenhydrate: Ziel ist die Reduktion jeglicher Kohlenhydrate

Kraftsport: die sieben magischen Übungen oder bewusstes Anspannen oder Fitnessstudio

Ausdauer: Laufen, Walken, Radfahren, Schwimmen etc.

Medienkonsum: Je weniger Zeit sitzend vor Medien verbracht wird, desto gesünder

Glücklich: gut drauf, weil selbst gesetzte Ziele erreicht wurden. Oder einfach so

Geht so: mittelmäßig gute Laune, weil Ziele verpasst wurden. Oder Stress aus anderer Quelle

Stimmungstief: viel Luft nach oben, was die Laune angeht ...

Geschafft!

Weiter versuchen!

1. Woche: So könnte Ihr Ziel für jeden Tag aussehen

Zeit	Schlaf	Sonnenlicht	ERNÄHRUNG			BEWEGUNG	DENKEN	Happy?
			Proteine	Fette	Vitamine	Kraft/ Ausdauer	Meditation/ Pause	
6		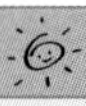				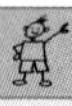		
7								
8								
9								
10							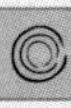	
11								
12								
13								
14								
15								
16					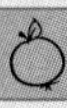			
17								
18			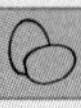	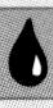	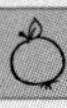			
19								
20								
21								
22	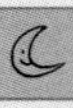							
23								
24	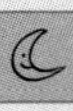							
1								
2	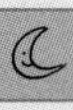							
3								
4	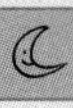							
5								
FAZIT								

Selbsteinschätzung: So könnte Ihr Tag wirklich laufen

Zeit	Schlaf	Sonnenlicht	ERNÄHRUNG			BEWEGUNG	DENKEN	Happy?
			Proteine	Fette	Vitamine	Kraft/ Ausdauer	Meditation/ Pause	
6								
7								
8								
9								
10								
11								
12								
13								
14								
15								
16								
17								
18								
19								
20								
21								
22								
23								
24								
1								
2								
3								
4								
5								
FAZIT	✓	✓	✓	✓	✗	✓	✗	

2. bis 4. Woche: So könnte Ihr Ziel für jeden Tag aussehen

Zeit	Schlaf	Sonnen-licht	ERNÄHRUNG			BEWEGUNG	DENKEN	Happy?
			Proteine	Fette	Vitamine	Kraft/ Ausdauer	Meditation/ Pause	
6								
7								
8								
9								
10								
11								
12								
13								
14								
15								
16								
17								
18								
19								
20								
21								
22								
23								
24								
1								
2								
3								
4								
5								
FAZIT	√	√	√	√	√	√	√	

5. bis 6. Woche: So könnte Ihr Ziel für jeden Tag aussehen

Zeit	Schlaf	Sonnenlicht	ERNÄHRUNG Proteine	Fette	Vitamine	BEWEGUNG Kraft/Ausdauer	DENKEN Meditation/Pause	Happy?
6		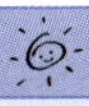				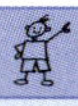	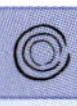	
7								
8		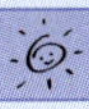						
9								
10							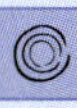	
11								
12						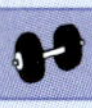		
13								
14							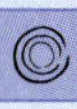	
15								
16					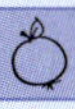			
17								
18			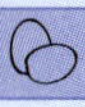	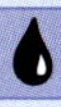	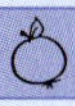			
19								
20							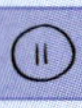	
21								
22	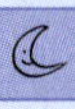						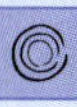	
23								
24								
1								
2	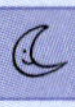							
3								
4	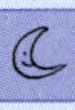							
5								
FAZIT	√	√	√	√	√	√	√	

1. Woche: So soll mein Sleep-well-Tag aussehen

Zeit	Schlaf	Sonnen-licht	ERNÄHRUNG			BEWEGUNG	DENKEN	Happy?
			Proteine	Fette	Vitamine	Kraft/ Ausdauer	Meditation/ Pause	
6								
7								
8								
9								
10								
11								
12								
13								
14								
15								
16								
17								
18								
19								
20								
21								
22								
23								
24								
1								
2								
3								
4								
5								
FAZIT								

2. Woche: So soll mein Sleep-well-Tag aussehen

Zeit	Schlaf	Sonnen-licht	ERNÄHRUNG			BEWEGUNG	DENKEN	Happy?
			Proteine	Fette	Vitamine	Kraft/ Ausdauer	Meditation/ Pause	
6								
7								
8								
9								
10								
11								
12								
13								
14								
15								
16								
17								
18								
19								
20								
21								
22								
23								
24								
1								
2								
3								
4								
5								
FAZIT								

3. Woche: So soll mein Sleep-well-Tag aussehen								
Zeit	Schlaf	Sonnen-licht	ERNÄHRUNG			BEWEGUNG	DENKEN	Happy?
			Proteine	Fette	Vitamine	Kraft/ Ausdauer	Meditation/ Pause	
6								
7								
8								
9								
10								
11								
12								
13								
14								
15								
16								
17								
18								
19								
20								
21								
22								
23								
24								
1								
2								
3								
4								
5								
FAZIT								

4. Woche: So soll mein Sleep-well-Tag aussehen

Zeit	Schlaf	Sonnen-licht	ERNÄHRUNG			BEWEGUNG	DENKEN	Happy?
			Proteine	Fette	Vitamine	Kraft/ Ausdauer	Meditation/ Pause	
6								
7								
8								
9								
10								
11								
12								
13								
14								
15								
16								
17								
18								
19								
20								
21								
22								
23								
24								
1								
2								
3								
4								
5								
FAZIT								

5. Woche: So soll mein Sleep-well-Tag aussehen								
Zeit	Schlaf	Sonnen-licht	ERNÄHRUNG			BEWEGUNG	DENKEN	Happy?
			Proteine	Fette	Vitamine	Kraft/ Ausdauer	Meditation/ Pause	
6								
7								
8								
9								
10								
11								
12								
13								
14								
15								
16								
17								
18								
19								
20								
21								
22								
23								
24								
1								
2								
3								
4								
5								
FAZIT								

6. Woche: So soll mein Sleep-well-Tag aussehen

Zeit	Schlaf	Sonnenlicht	ERNÄHRUNG			BEWEGUNG	DENKEN	Happy?
			Proteine	Fette	Vitamine	Kraft/ Ausdauer	Meditation/ Pause	
6								
7								
8								
9								
10								
11								
12								
13								
14								
15								
16								
17								
18								
19								
20								
21								
22								
23								
24								
1								
2								
3								
4								
5								
FAZIT								

Selbsteinschätzung: Und so war mein Tag wirklich								
Zeit	Schlaf	Sonnen-licht	ERNÄHRUNG			BEWEGUNG	DENKEN	Happy?
			Proteine	Fette	Vitamine	Kraft/ Ausdauer	Meditation/ Pause	
6								
7								
8								
9								
10								
11								
12								
13								
14								
15								
16								
17								
18								
19								
20								
21								
22								
23								
24								
1								
2								
3								
4								
5								
FAZIT								

KOPIERVORLAGE

Selbsteinschätzung: Und so war mein Tag wirklich

Zeit	Schlaf	Sonnen-licht	ERNÄHRUNG			BEWEGUNG	DENKEN	Happy?
			Proteine	Fette	Vitamine	Kraft/ Ausdauer	Meditation/ Pause	
6								
7								
8								
9								
10								
11								
12								
13								
14								
15								
16								
17								
18								
19								
20								
21								
22								
23								
24								
1								
2								
3								
4								
5								
FAZIT								

KOPIERVORLAGE

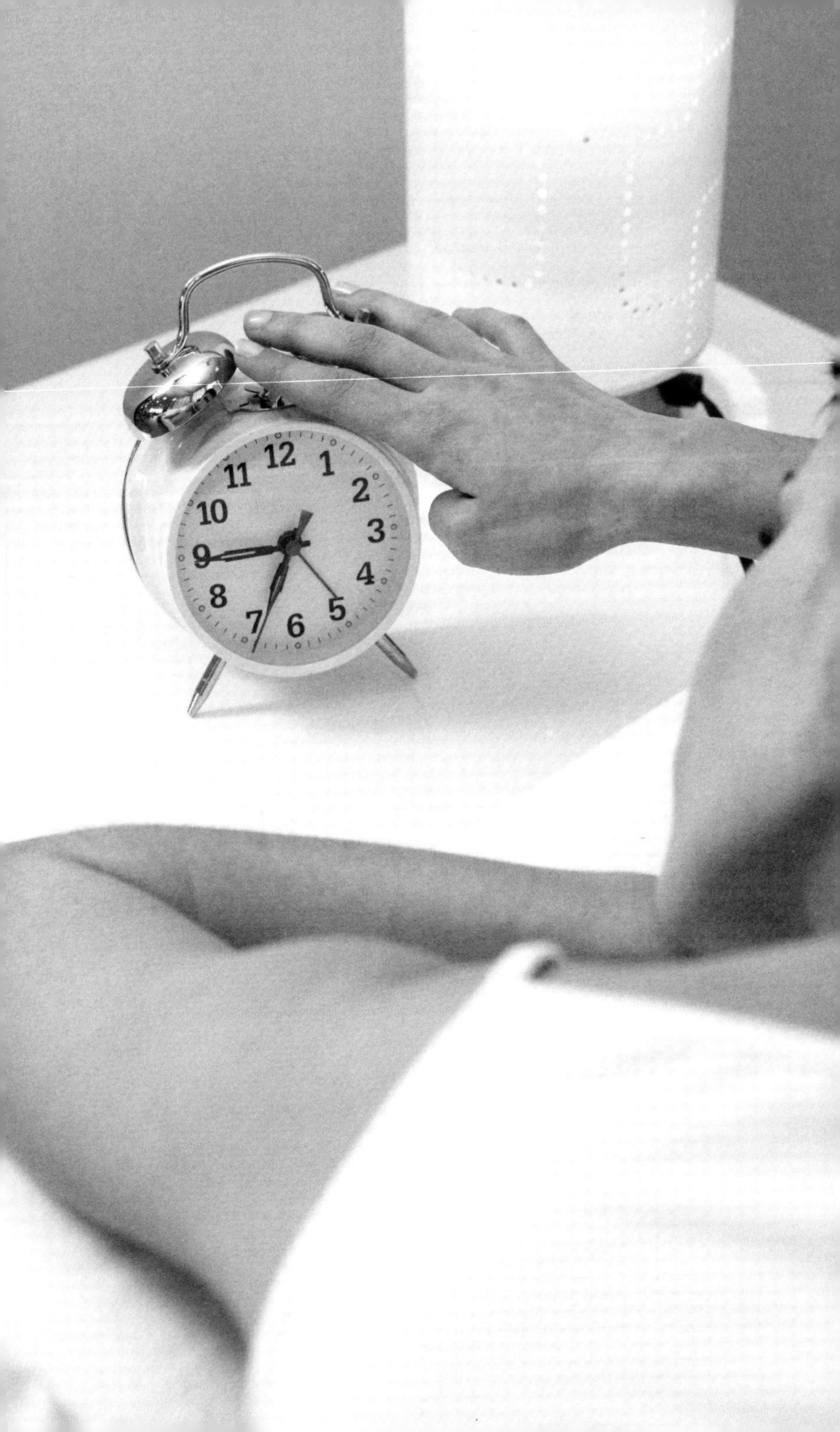

Anhang

Bausteine für einen heilsamen Schlaf
Literatur
Sachregister

Schlafen passiert nicht einfach von selbst, eine aktive Hemmung vieler Funktionen wie beispielsweise der Sinnesorgane und der Skelettmuskulatur sind dazu notwendig. Bei Schlafproblemen ist der Prozess der aktiven Hemmung gestört. Das komplexe System findet auf natürlichem Weg in sein Gleichgewicht zurück, wenn es alle Nährstoffe für die aktive Hemmung erhält. Hier sind die wichtigsten davon – von A bis Z.

Bausteine für einen heilsamen Schlaf

Alpha-Liponsäure

Die schwefelhaltige Fettsäure hilft bei der Entgiftung des Körpers. Durch sie werden toxische Substanzen, wie beispielsweise Schwermetalle, leichter über die Leber ausgeschieden. Das reduziert oxidativen Stress und Entzündungsreaktionen, was sich generell auf den Schlaf positiv auswirkt. Die Alpha-Liponsäure ist darüber hinaus ein wichtiger Cofaktor für die Synthese von Melatonin aus Serotonin.

Tagesdosis bei Schlafproblemen: 300 – 1200 mg/Tag

Arginin

Die semi-essenzielle Aminosäure fördert die Durchblutung des Gehirns, indem es die Blutgefäße weit stellt. So gelangen die Nährstoffe, die für den aktiven Prozess der Hemmung während des Schlafens nötig sind, zu den Nervenzellen. In einer Studie konnte zusätzlich festgestellt werden, dass Arginin das nächtliche Aussetzen des Atmens, das sogenannte Schlafapnoesyndrom, reduziert. Arginin regt zudem die Entgiftung in der Leber an, insbesondere den Abbau von Ammoniak in Harnstoff. Gelingt der Leber der Abbau nur unzureichend, kann sich Ammoniak auch im Gehirn anreichern, was zu Schlaflosigkeit führen kann.

Empfohlener Blutwert: 110 – 180 µmol/l

Tagesdosis bei einem Mangel: 2 – 6 g

Eisen

Eisen ist einer der wichtigsten Stoffe für die Energieversorgung. Schlafen, der Prozess der aktiven Hemmung, braucht Energie! Mit genügend Eisen ist man tagsüber fit und nachts entspannt. Leider ist Eisenmangel heute überaus häufig. Restless Legs, ruhelose Beine, halten Betroffene vom Schlafen ab. Die Symptome des Restless-Legs-Syndroms können durch die Einnahme von Eisen verringert oder sogar ganz ausgeschaltet werden.

Empfohlener Blutwert Ferritin (gespeichertes Eisen):
Frauen: 60 – 160 ng/ml; Männer: 120 – 400 ng/ml
Empfohlener Blutwert Hämoglobin (rote Blutkörperchen, die Eisen enthalten): Frauen: 12 – 16 g/dl; Männer 14 – 18 g/dl
Tagesdosis bei einem Mangel: 10 – 50 mg

Folsäure

Das B-Vitamin ist ein wichtiger Cofaktor für die Synthese von Melatonin, dem Schlafhormon. Leider kann der Körper nur kleine Mengen Folsäure speichern. Zudem ist der tägliche Nachschub mangelhaft, da die heutige Nahrung aufgrund der langen Lagerzeiten oder der bereits erfolgten Verarbeitung arm an Folsäure ist. Ein Folsäuremangel ist weitverbreitet und wird mit Reizbarkeit, Depression und Schlafstörungen in Verbindung gesetzt. Ich empfehle, bei einem nachgewiesenen Mangel Folsäure täglich einzunehmen.

Empfohlener Blutwert: 15 – 25 µg/l
Tagesdosis bei einem Mangel: 0,4 – 0,8 mg

GABA

GABA ist ein Neurotransmitter, das heißt, er ist für die Übertragung einer Information von einer Nervenzelle zur nächsten zuständig. GABA reduziert die Aktivität der Nervenzellen im Gehirn, zusätzlich wirkt sie auf das vegetative Nervensystem beruhigend, welches automatisch ablaufende innerkörperliche Vorgänge steuert. GABA hilft auch der

Skelettmuskulatur zu entspannen. Sie ist einer der zentralen Stoffe, die für die aktive Hemmung vieler Körperfunktionen während des Schlafes benötigt wird. Der Körper kann GABA selbst herstellen, vorausgesetzt er wird mit allen 46 essenziellen Substanzen versorgt. Fehlen bestimmte Aminosäuren, fehlen Magnesium, Vitamin B_6 und Zink oder ist der Cortisolspiegel zu hoch, wird es problematisch mit der körpereigenen Herstellung des natürlichen Tranquilizers.

Tagesdosis bei Schlafstörungen: 150 – 1200 mg,
ca. eine Stunde vor dem Zubettgehen einnehmen.
GABA sollte nicht eingenommen werden während der Behandlung mit Antidepressiva, während der Schwangerschaft und auch der Stillzeit.

Glutamin

Glutamin ist ein natürliches Beruhigungsmittel, das zu den halbessenziellen Aminosäuren zählt. Es kommt in proteinhaltigen Nahrungsmitteln natürlicherweise vor. Aus Glutamin entsteht Glutaminsäure, ein Botenstoff des zentralen Nervensystems, der eine hemmende Wirkung hat. Zusätzlich ist Glutamin der wichtigste Stoff für die Synthese von GABA, es hat also eine doppelte beruhigende Wirkung, einmal direkt als Glutaminsäure und in umgebauter Form als GABA. Durch Stress und Anspannung sowie körperliche Belastung nimmt die Konzentration an Glutamin schnell ab. Glutamin wirkt nicht nur auf die Nervenzellen, ein Glutaminmangel schwächt das Immunsystem, lässt die zellschädigenden freien Radikale ansteigen, und der Energiestoffwechsel sowie die Darmschleimhaut leiden. Diese Veränderungen wirken sich negativ auf den Schlaf aus. Daher ist die Einnahme von Glutamin bei Stress oder starker körperlicher Belastung empfehlenswert.

Tagesdosis bei Stress: 2 – 10 g

Glycin

Glycin ist eine nichtessenzielle Aminosäure, die als Neurotransmitter wirkt. Neurotransmitter sind Botenstoffe, die Signale von einer Nervenzelle zur nächsten übertragen. Glycin wirkt hemmend auf die Gehirnzellen, besonders auf die Zellen des Nucleus suprachiasmaticus, der Gehirnregion, die mit der inneren Uhr assoziiert wird. Sie gibt die Signale für die sich tageszeitlich verändernden Stoffwechselabläufe. Glycin kommt in allen proteinreichen Nahrungsmitteln vor, besonders reich an Glycin ist Gelatine. Glycin vor dem Schlafengehen eingenommen verbessert das Einschlafen und Durchschlafen.

Tagesdosis bei Schlafproblemen: 3 – 10 g
(10 g handelsübliche Gelatine enthält 2,3 g Glycin).

Inositol

Inositol ist eine weitere natürliche Schlaftablette. Umgangssprachlich heißt Inositol Muskelzucker. Inositol kommt in vielen Nahrungsmitteln vor, beispielsweise in Samen, Nüssen sowie in Früchten. Inositol wird für die Herstellung von Serotonin gebraucht. In mehreren Schritten baut der Körper Serotonin in Melatonin um, das Schlafhormon. Zusätzlich sorgt Inositol für das Funktionieren der GABA-Rezeptoren. Rezeptoren sind Proteinstrukturen in den Zellmembranen. An sie können bestimmte Stoffe binden. Geschieht dies, verändert sich die Struktur des Rezeptors, somit gibt er ein Signal durch die Zellmembran ins Innere der Zelle weiter. Stress schädigt die GABA-Rezeptoren, das Beruhigungssignal kann nicht mehr ins Zellinnere gelangen und wird dadurch unwirksam. Inositol kann den Schaden wieder beheben.

Tagesdosis bei Schlafproblemen: 0,5 – 2 g,
ca. zwei Stunden bis 45 Minuten vor dem Zubettgehen.

Kalzium

Kalzium wirkt vielfältig auf die Güte und die Länge des Schlafs. Es beruhigt die Nervenzellen direkt, ist an der Melatoninherstellung beteiligt und sorgt für die Funktionalität der GABA-Rezeptoren. In einem Experiment mit Mäusen fanden Wissenschaftler heraus, dass Kalzium in die Nervenzellen des Gehirns einströmen musste, damit die Mäuse einschlafen konnten. Während des Aufwachens wird das Kalzium wieder aus den Zellen herausgepumpt. Zusätzlich ist Kalzium ein wichtiger Cofaktor für das Enzym, das Serotonin in Acetylserotonin umbaut, den Vorläuferstoff für das Schlafhormon Melatonin. Und sogar die GABA-Rezeptoren sind auf Kalzium angewiesen, ohne den Mineralstoff funktionieren sie nicht.

Empfohlener Blutwert: 2,25 – 2,62 mmol/l

Tagesdosis bei einem Mangel: 1,0 – 1,5 g.

Kalzium sollte immer gemeinsam mit Magnesium eingenommen werden.

Kupfer

Das Spurenelement ist ein wichtiger Cofaktor des Histamin abbauenden Enzyms. Bei Kupfermangel funktioniert das Enzym nicht, der wach machende Neurotransmitter Histamin reichert sich zu stark im Gehirn an und lässt das Schlafen fast unmöglich werden. Außerdem schützt Kupfer die Myelinschicht, die die Nervenfasern umgibt. Die Myelinschicht ermöglicht die reibungslose Weiterleitung von Nervenimpulsen, auch den Impulsen, die Ruhe unter den Nervenzellen verbreiten.

Empfohlener Blutwert: 700 – 1500 µg/l

Tagesdosis bei einem Mangel: 20 – 60 µg

Magnesium

Ich nenne es das Salz der inneren Ruhe. Magnesium ist an unzähligen Stoffwechselabläufen beteiligt, viele davon haben auch mit dem Schlafen zu tun. Auf die Nervenzellen wirkt Magnesium beruhigend, indem es an einem System beteiligt ist, welches eine erregte Nervenzelle wieder in den Ausgangszustand zurückversetzt. Zudem ist Magnesium ein wichtiger Cofaktor für die Synthese von GABA. Ohne das Salz der inneren Ruhe funktioniert das Enzym nicht, das Glutamat in GABA umbauen soll. Ebenfalls leidet der GABA-Rezeptor, wenn ihm Magnesium fehlt. Manch einer kann nicht schlafen, weil die Beine zucken, das Symptom nennt sich Restless Legs und geht oft mit einem Mangel an Magnesium einher.

Empfohlener Blutwert: 0,9 – 1,1 mml/l

Tagesdosis bei Mangel: 300 – 500 mg.

Magnesium sollte immer gemeinsam mit Kalzium eingenommen werden.

Magnesiumcitrat nimmt der Körper besonders gut auf.

Melatonin

Melatonin ist ein Hormon, das eine zentrale Rolle im Tag-Nacht-Rhythmus spielt. Es wird vom Körper selbst hergestellt. Es hat aber auch eine antioxidative Wirkung und beeinflusst die Aktivität der Darmbakterien und -enzyme. Die Einnahme von Melatonin als Schlafmittel zeigt kaum Erfolg, zusätzlich können Nebenwirkungen wie Depression, Kopfschmerzen, Schwindel und Schlaflosigkeit auftreten. Daher ist es ratsam, den Körper Melatonin selbst herstellen zu lassen und ihm die nötigen Baumaterialien dafür zu geben: L-Tryptophan, B-Vitamine, Magnesium, Alpha-Liponsäure und genügend Proteine, so dass die Enzyme, die an der Herstellung beteiligt sind, richtig funktionieren. Bei einem Jetlag kann die Einnahme von Melatonin jedoch hilfreich sein.

Tagesdosis bei Jetlag: 2 – 5 mg

Niacin

Niacin, auch Vitamin B_3 genannt, ist ein Cofaktor für die Umwandlung der Aminosäure Tryptophan in 5-Hydroxytryptophan, das ist der erste Schritt der Melatoninsynthese. Die aktive Hemmung vieler Körperfunktionen während des Schlafens braucht Energie, somit schläft es sich mit einem gut funktionierenden Energiestoffwechsel besser. Die Aminosäure kann in der Leber in das Vitamin umgewandelt werden, aus 60 mg Tryptophan entsteht 1 mg Niacin. Besteht ein Mangel an Niacin, bedient sich der Körper am Tryptophan, was dann nicht mehr für die Synthese von Melatonin zur Verfügung steht.

Tagesdosis bei Schlafproblemen: 20 – 200 mg

Omega 3

Die Omega-3-Fettsäure EPA erhöht die Ausschüttung von Serotonin aus jenen Zellen, in denen das Wohlfühlhormon hergestellt wird. Die andere wichtige Omega-3-Fettsäure DHA aktiviert die Serotoninrezeptoren, so dass das Wohlfühlsignal auch im Zellinneren der nächsten Nervenzelle ankommt. Je häufiger Serotonin im Innersten einer Zelle ankommt, umso häufiger wird der Startschuss für den Bau weiterer Rezeptoren gegeben. EPA und DHA sind natürliche Stimmungsaufheller und wer besser gelaunt ist, grübelt weniger und schläft besser.

Empfohlener Blutwert für den Omega-3-Index: 8 – 11 %

Tagesdosis EPA und DHA: 2 – 6 g

Ornithin

Ornithin entsteht im Harnstoffzyklus aus Arginin. Genauso wie Arginin reduziert Ornithin die Ammoniakkonzentration im Gehirn und trägt so zu einem besseren Schlaf bei. Die Einnahme von Ornithin in einer Studie führte zu einem Absinken des Cortisolspiegels und zu einem tieferen und längeren Schlaf. Warum das so ist, konnte bislang noch nicht geklärt werden.

Tagesdosis bei Schlafproblemen: 400 mg – 2 g vor dem Zubettgehen.

Pantothensäure

Pantothensäure (Vitamin B_5) spielt eine zentrale Rolle im Energiestoffwechsel. Es ist an der Synthese verschiedener Proteine beteiligt sowie auch an der Herstellung von Melatonin. Der Körper kann das Vitamin nicht speichern, daher muss es täglich mit der Nahrung aufgenommen werden. Besonders reich an Pantothensäure ist Kalbsleber. Jedoch enthalten fast alle Nahrungsmittel das Vitamin in kleinen Mengen, daher ist ein expliziter Mangel selten – ein allgemeiner Mangel an B-Vitaminen kommt jedoch häufig vor. Da die B-Vitamine eng zusammenarbeiten, empfiehlt sich die Einnahme eines Vitamin-B-Komplex-Präparates.

Tagesdosis bei Schlafproblemen: 50 – 150 mg

Taurin

Taurin beeinflusst die Kalziumkonzentration in den Zellen, die mit der Schlafqualität in Zusammenhang steht. Zusätzlich bindet es an die GABA- und Glycinrezeptoren und wirkt in der Zelle ähnlich wie die hemmend wirkenden Neurotransmitter GABA und Glycin. Taurin kommt interessanterweise in Energydrinks vor, obwohl die aminosäureähnliche Substanz beruhigend wirkt. Sie wird als Gegenspieler zu den großen Mengen an Koffein benötigt, um den Blutdruck zu senken und das Herz zu beruhigen. Bei einer Ernährung mit ausreichenden Proteinen wird Taurin in der Leber aus den Aminosäuren Methionin und Cystein gebildet.

Tagesdosis bei Schlafproblemen: 0,5 bis 3 g

Thiamin

Thiamin oder auch Vitamin B_1 genannt, wird für die Herstellung von GABA und vielen weiteren Stoffwechselvorgängen benötigt. Der Körper kann nur wenig Thiamin speichern, so dass der Wirkstoff täglich zugefügt werden muss. Damit Thiamin im Gehirn ankommt, wird Kalzium und Magnesium benötigt. Fehlen die beiden Stoffe, wird zu wenig Thiamin von der Leber in den Blutkreislauf abgegeben. Magnesiummangel steht im Verdacht, einen Vitamin-B_1-Mangel zu verstärken. In geringen Dosen kann Thiamin bei Schlafproblemen helfen, da es als Cofaktor für ein Enzym für die Synthese von GABA benötigt wird. In Studien konnte jedoch auch gezeigt werden, dass eine längerfristige Einnahme von mehr als 5 g pro Tag zu Schlafproblemen führt. Wahrscheinlich gerät durch die hohe Dosis ein anderer Stoffwechselablauf, an dem Thiamin beteiligt ist, aus dem Gleichgewicht.

Tryptophan

L-Tryptophan ist eine essenzielle Aminosäure, sie ist die Vorstufe des Neurotransmitters Serotonin und des Hormons Melatonin. Für den Stoffwechsel von L-Tryptophan zu Serotonin werden Magnesium, Vitamin B_3 und B_6 benötigt. In den folgenden Schritten, bis zur Entstehung von Melatonin, sind die Cofaktoren Pantothensäuren (Vitamin B_5), Alpha-Liponsäure, B_6, B_{12} und Folsäure (Vitamin B_9) essenziell. Tryptophan muss ins Gehirn, nur ist das gar nicht so einfach, wenn zu viele andere Aminosäuren im Körper unterwegs sind. Ausdauersport hilft, der befördert viele verzweigtkettige Aminosäuren in die Muskulatur, die Konkurrenz auf dem Weg ins Gehirn nimmt ab. Am effektivsten wirkt Tryptophan auf nüchternen Magen, zum Beispiel drei Stunden nach der letzten Mahlzeit und etwa 45 Minuten vor der Nachtruhe. Dann zeigt es eine gute Wirkung. Abzuraten ist von der Einnahme von 5-Hydroxytryptophan, dem ersten Stoffwechselprodukt in der Melatoninsynthese aus L-Tryptophan. 5-HTP wird massiv im ganzen Körper abgebaut, es bleibt somit nur sehr wenig fürs Gehirn.

Tagesdosis bei Schlafstörungen: 1 – 1,5 g

Vitamin C und E

Vitamin C ist ein Alleskönnervitamin, da es an so vielen Stoffwechselabläufen beteiligt ist. Besonders wirksam wird es durch die Unterstützung von Vitamin E. Vitamin C trägt zu einem guten Schlaf bei. Das Vitamin wirkt als Antioxidans und schützt somit die Gehirnzellen vor schädlichen Veränderungen. Auch ein Zusammenhang zwischen der Verringerung von Entzündungsreaktionen durch Vitamin C sowie E und besserem Schlaf wird in der Wissenschaft diskutiert. Besonders wichtig ist die Anti-Stress-Wirkung der Alleskönnervitamine. Das Stresshormon Cortisol reduziert die GABA-Produktion indem es das Enzym zur Herstellung von GABA hemmt. Vitamin C und E hingegen drücken den Cortisolspiegel nach unten und ermöglichen es dem Enzym wieder, GABA ungestört herzustellen, was dann wiederum die Nervenzellen schlafen lässt.

Tagesdosis Vitamin C: 1 – 3 g

Tagesdosis Vitamin E: 100 – 400 mg

Vitamin B_6

Dieses B-Vitamin ist an der Synthese einer Reihe von Neurotransmittern beteiligt wie Serotonin, Dopamin, GABA, Adrenalin und Noradrenalin. Diese Liste beinhaltet beides, hemmende und aktivierende Stoffe, daher ist es unwahrscheinlich, dass eine erhöhte Konzentration an Vitamin B_6 in einigen Gehirnregionen alleine den Schlaf verbessert. Es ist trotzdem ein wichtiger Stoff, denn das Vitamin trägt merklich zur Stimmungsaufhellung bei Depression bei. Wer sich besser fühlt, schläft auch besser. Zusätzlich ist Vitamin B_6 ein wichtiger Cofaktor für ein Enzym, welches Melatonin synthetisiert. Vitamin-B_6-Mangel ist weitverbreitet.

Empfohlener Blutwert: über 42 pmol/l

Tagesdosis bei einem Mangel: 10 – 40 mg

Vitamin B_{12}

Auch Vitamin B_{12} ist an der Synthese von Dopamin, Serotonin und Melatonin beteiligt und trägt somit über die Stimmungsverbesserung und die Versorgung mit Schlafhormon zu einer besseren Nachtruhe bei. Vitamin B_{12} übernimmt noch weitere wichtige Funktionen, es schützt die Nervenzellen vor Schäden, und es wird für die Herstellung roter Blutkörperchen gebraucht. Fehlen diese, wird zu wenig Sauerstoff transportiert, die Energieversorgung hapert, für einen gesunden Schlaf ist jedoch viel Energie nötig.

Empfohlener Blutwert: 1000 – 2000 pg/ml

Tagesdosis bei einem Mangel: 5 – 15 µg

Vitamin D_3

Studien zeigen eine Korrelation zwischen einem höheren Vitamin-D_3-Spiegel und besserem Schlaf. Einige Gehirnregionen, die während des Schlafens besonders aktiv sind, weisen besonders viele Vitamin-D-Rezeptoren auf. Das lässt vermuten, dass Vitamin D_3 einen direkten Einfluss auf die Nervenzellen ausüben kann, die für den Schlaf zuständig sind. Eine aktive Rolle spielt Vitamin D_3 in der Herstellung von Serotonin und Melatonin, es ist ein Cofaktor für den ersten Umbauschritt von Tryptophan in 5-Hydroxytryptophan. Ohne Vitamin D_3 funktioniert das Enzym nicht, das die Umbauarbeiten leitet. Außerdem besteht ein Zusammenhang zwischen der entzündungshemmenden Wirkung von Vitamin D_3 und einem besseren Schlaf.

Empfohlener Blutwert: 40 – 80 ng/ml

Tagesdosis für gesunde Erwachsene: 50 I.E. pro kg Körpergewicht, bei Mangel können auch 4000 bis 7000 I.E. eingenommen werden. Allerdings sollte der Blutwert regelmäßig kontrolliert werden und 80 ng/ml nicht überschreiten.

Wachstumshormon HGH

Nachts ist besonders viel Wachstumshormon (HGH) aktiv. Es leitet nicht nur nötige Reparaturmaßnahmen ein, es wirkt auch auf verschiedene Neurotransmitter. Es lässt Beta-Endorphin ansteigen, was wiederum die Ausschüttung von GABA verringert und erst einmal nicht schlaffördernd wirkt. HGH lässt aber auch den Dopaminspiegel fallen, das führt zu einer entspannenden Wirkung. In einer Studie konnte gezeigt werden, dass HGH die Konzentration verbessert, das Selbstvertrauen aufbaut, die emotionale Stabilität verbessert, ebenso wie die allgemeine Lebensqualität und den Schlaf. Die natürliche HGH-Produktion lässt sich ankurbeln mit No Carb, Sport, Krafttraining und intermittierendem Fasten. Die einfachste Form des intermittierenden Fastens ist der Verzicht auf das Frühstück. Somit kann eine tägliche Fasteneinheit von 16 Stunden einfach integriert werden. Sie beginnt nach dem Abendessen und endet mit dem Mittagessen des Folgetages.

Zink

Das Spurenelement ist ein wichtiger Cofaktor für die Synthese von GABA, und auch der GABA-Rezeptor funktioniert nur, wenn ihm genügend Zink zur Verfügung steht. Ein Zinkmangel ist weitverbreitet, da unsere Nahrung nicht genügend Zink enthält. Besonders Vegetarier sind betroffen, da Zink aus tierischen Produkten besser aufgenommen werden kann.

Zink ist an unzähligen Abläufen im Körper beteiligt, es ist ein Multitalent, es stärkt unter anderem das Immunsystem und ist ein Schwermetall-Gegenspieler. Zink macht gesund, und ein gesunder Körper kann sich nachts besser entspannen. Da Zink so wichtig und ein Mangel fast alltäglich ist, empfehle ich die Einnahme von Zink. Allerdings sollten Sie Ihre Zinkwerte und Ihre Kupferwerte regelmäßig kontrollieren lassen, denn Zink fördert die Ausscheidung von Kupfer. Fehlt Kupfer, fehlt dem Histamin abbauenden Enzym sein Cofaktor. Der Histaminspiegel steigt an, und das Gehirn kommt nicht zur Ruhe.

Empfohlener Blutwert: 780 – 1200 µg/l

Tagesdosis bei einem Mangel: 20 – 60 mg

Pflanzliche Schlafmittel

Die bekanntesten pflanzlichen Schlafmittel sind Johanniskraut und Baldrian. Sie sind frei erhältlich. Welchen Stoffen aus den Pflanzen die positive Wirkung zuzurechnen ist, ist oft gar nicht so leicht feststellbar, da in einem Pflanzenextrakt so viele verschiedene Wirkstoffe enthalten sind.

Baldrian

Baldrian ist seit Jahrhunderten als Beruhigungs- und Schlafmittel bekannt. Heutige Studien zeigen eine eindeutige Wirkung. Sie ist jedoch wesentlich schwächer als die von verschreibungspflichtigen Schlafmitteln. Baldrian ist eine krautige Pflanze, arzneilich wirksam sind ihre Wurzeln. Sie enthalten Valerensäure, die den beruhigend wirkenden Neurotransmitter GABA im Gehirn anreichert. Außerdem binden einige Bestandteile des wässrigen Baldrianextraktes an GABA-Rezeptoren. Die Zelle erhält dadurch ebenfalls das Signal zum Runterfahren. Eventuell wirken weitere Bestandteile des Pflanzenextraktes ebenfalls beruhigend.

Johanniskraut

Johanniskraut ist eine altbekannte Heilpflanze. Seine beruhigende Wirkung wird einem Stoff namens Hyperforin zugerechnet, er hemmt die aktivierenden Neurotransmitter Noradrenalin, Serotonin und Dopamin. Es reduziert jedoch auch die Wirkung der beruhigenden Botenstoffe GABA und Glutamat. Johanniskraut verändert sogar die chemische Zusammensetzung innerhalb einer Nervenzelle, was sich dann auf die Signale aller Neurotransmitter auswirkt. Die Heilpflanze wirkt durch die Zusammensetzung aller seiner Bestandteile und nicht nur durch Hyperforin. Wie das Zusammenspiel genau funktioniert, ist bislang nicht bekannt. Arzneilich genutzt werden alle Pflanzenteile außer der Wurzel.

Lavendel

Echter Lavendel ist seit langer Zeit als Heilpflanze bekannt und hilft bei Schlafproblemen. Die in den Blüten enthaltenen ätherischen Öle Linalylacetat und Linalool wirken wissenschaftlichen Studien zufolge beruhigend. Lavendel kann als Tee zubereitet werden, dazu werden ein bis zwei Teelöffel getrockneter Blüten mit ca. 150 Milliliter heißem, aber nicht kochendem Wasser aufgegossen. Er sollte fünf bis zehn Minuten ziehen, danach mit einem Sieb die Blüten abseihen. Lavendeltee kann mehrmals täglich getrunken werden. Lavendel wirkt auch als Badezusatz. Hierzu bereiten Sie zunächst einen Sud mit 100 Gramm Lavendelblüten und zwei Liter heißem Wasser, welches Sie ca. fünf bis zehn Minuten ziehen lassen. Den Sud durch ein Sieb gießen und dem Vollbad zugeben. Kleinkindern mit Schlafproblemen kann schon ein Baumwollsäckchen mit getrockneten Lavendelblüten in der Nähe des Bettchens helfen. Im Handel ist Lavendelöl erhältlich, welches ebenfalls genutzt werden kann, jedoch können Babys bei direktem Kontakt mit Mund oder Nase mit Atemnot reagieren. Auch Asthmatiker sollten mit Lavendelöl vorsichtig sein.

Literatur

Sachbücher, Zeitungen, Zeitschriften

Asprey D. *Hirntuning. Die Bulletproof-Methode für höhere geistige Leistungsfähigkeit, besseren Schlaf und mehr Energie.* München: Riva; 2017.

Bartens W. Schlafforschung. Werden Schlafstörungen überschätzt? *Süddeutsche Zeitung.* 13. Juli 2017; http://www.sueddeutsche.de/gesundheit/schlafforschung-werden-schlafstoerungen-ueberschaetzt-1.3584242

Behrens C. Schlafstudie: Im Bett unterdurchschnittlich. *Süddeutsche Zeitung.* 7. Mai 2016; Unter: http://www.sueddeutsche.de/gesundheit/schlafstudie-im-bett-unterdurchschnittlich-1.2983863. Letzter Zugriff am 03.03.2018.

Bittrich D. *Einschlafbuch für Hochbegabte.* München: Deutscher Taschenbuch Verlag; 2012.

Ekirch AR. *In der Stunde der Nacht. Eine Geschichte der Dunkelheit.* Bergisch Gladbach: Gustav Lübbe Verlag; 2006.

Fischer EP. *Durch die Nacht. Eine Naturgeschichte der Dunkelheit.* München: Siedler Verlag; 2015.

Gießing J. *Muskeln in Minuten. Hochintensitätstraining (HIT) für Muskelaufbau und Fitness.* Norderstedt: BOD; 2015.

Grillparzer M. *Fit & schlank mit dem Mini-Trampolin. Für eine schöne Figur, mehr Gesundheit und gute Laune.* München: Südwest Verlag; 2013.

Grimm S. *Schlaft doch, wie ihr wollt. Die wertvollsten Stunden des Tages und wie wir sie zurückerobern.* München: Pantheon; 2016.

Hallschmid M. Macht Schlafmangel dick? *Spektrum.de.* Unter: http://www.spektrum.de/frage/macht-schlafmangel-dick/1483363. Letzter Zugriff 08.03.2018.

Hildebrandt G, Moser M, Lehofer M. *Chronobiologie und Chronomedizin.* Weiz: Gesundheitssystem; 2013.

Huijer M. *Außer Takt. Auf der Suche nach dem Rhythmus des Lebens.* Darmstadt: Theiss Verlag; 2017.

Kahnemann D. *Schnelles Denken, langsames Denken.* München: Penguin Verlag; 2016.

Krause C. *Mit dem Glauben Berge versetzen? Psychologische Erkenntnisse zur Spiritualität.* Berlin/Heidelberg: Springer-Verlag; 2015.

Raether T. Alles schläft, einsam wach. *Süddeutsche Zeitung Magazin*, 2016;50. Unter: http://sz-magazin.sueddeutsche.de/texte/anzeigen/45353/Alles-schlaeft-einsam-wach. Letzter Zugriff am 16.03.2018.

Reichenbach R. Die Tiefe der Oberfläche: Michel Foucault zur Selbstsorge und über die Ethik der Transformation. *Vierteljahresschrift für wissenschaftliche Pädagogik*. 2000, 76(2):177-189.

Ringleben F. Lifestyle: Eine Nacht ohne Schlaf ist wie ein Promille Alkohol. *Welt.de*. 11.08.2014; Unter https://www.welt.de/print/welt_kompakt/print_lifestyle/article131087427/Eine-Nacht-ohne-Schlaf-ist-wie-ein-Promille-Alkohol.html. Letzter Zugriff am 06.03.2018.

Schmundt H. Glosse: Die unausgeschlafene Republik. *Der Spiegel*. 2017;43:197.

Söderström M, Jeding K, Ekstedt M, Perski A, Akerstedt T. Insufficient sleep predicts clinical burnout. *Journal of Occupational Health Psychology*. 2012;17(2):175–83.

Spork P. *Wake up! Aufbruch in eine ausgeschlafene Gesellschaft*. München: dtv; 2016.

Spork P. *Das Schlafbuch. Warum wir schlafen und wir es uns am besten gelingt*. Reinbek: Rowohlt; 2012.

Strunz U. *Blut. Die Geheimnisse unseres flüssigen Organs*. München: Heyne; 2015.

Strunz U, Jopp A. *Fit mit Fett. Die Omega-3-Revolution*. München: Heyne; 2015.

Strunz U, Jopp A. *Geheimnis Eiweiß. Die Protein-Diät*. München: Heyne; 2014.

Strunz U. *Warum macht die Nudel dumm? Leichter, klüger, besser drauf. No Carbs und das Geheimnis wacher Intelligenz*. München: Heyne; 2015.

Strunz U. *Warum macht die Tomate dick? Schlank und fit für immer. Kohlenhydrate aufspüren und austricksen*. München: Heyne; 2011.

Strunz U. *Der kleine Laufcoach. Laufen wie im Flow*. München: Heyne; 2017.

Strunz U. *Die neue Diät. Fit und schlank durch Metabolic Power*. München: Heyne; 2008.

Strunz U. *Die neue Diät. Das Fitnessbuch*. München: Heyne; 2010.

Strunz U. *Neue Wege der Heilung. Gesundheit geschieht von innen*. München: Heyne; 2017.

Strunz U. *Praxisbuch Mentalprogramm. Der Erfolgsplan für Gehirntraining, Entspannung und Brainfood*. München: Heyne; 2008.

Strunz U. *Strategien der Selbstheilung. Die sieben Schritte zur Gesundheit*. München: Heyne; 2016.

Strunz U. *Vitamine. Aus der Natur oder als Nahrungsergänzung – wie sie wirken, warum sie helfen*. München: Heyne; 2013.

Roenneberg T. *Wie wir ticken. Die Bedeutung der Chronobiologie für unser Leben*. Köln: DuMont; 2012.

Wissenschaftliche Literatur

Asher G, Sassone-Corsi P. Time for food: the intimate interplay between nutrition, metabolism, and the circadian clock. *Cell.* 2015;161(1):84-92.

Axelsson J, Sundelin T, Ingre M, Van Someren EJ, Olsson A, Lekander M. Beauty sleep: experimental study on the perceived health and attractiveness of sleep deprived people. *The BMJ*. 2010;341:c6614.

Chen CQ, Fichna J, Bashashati M, Li YY, Storr M. Distribution, function and physiological role of melatonin in the lower gut. *World Journal of Gastroenterology*. 2011;17(34):3888-98.

Dattilo M, Antunes HK, Medeiros A, Mônico Neto M, Souza HS, Tufik S, de Mello MT. Sleep and muscle recovery: endocrinological and molecular basis for a new and promising hypothesis. *Medical Hypotheses.* 2011;77(2):220-2.

Emmons RA; McCullough ME. Counting Blessings Versus Burdens: An Experimental Investigation of Gratitude and Subjective Well-Being in Daily Life. *Journal of Personality and Social Psychology*. 2003;84(2),377-389.

Marsicano G, Wotjak CT, Azad SC, Bisogno T, Rammes G, Cascio MG, Hermann H, Tang J, Hofmann C, Zieglgänsberger W, Di Marzo V, Lutz B. The endogenous cannabinoid system controls extinction of aversive memories. *Nature*. 2002; 418(6897):530-4.

Pamplona R. Membrane phospholipids, lipoxidative damage and molecular integrity: a causal role in aging and longevity. *Biochemica et Biophysica acta*. 2008;1777(10):1249-62.

Prabakaran S. Endocannabinoids mediate runner's high. *Science Signaling*. 2015;401(8):pp.ec322.

Res PT, Groen B, Pennings B, Beelen M, Wallis GA, Gijsen AP, Senden JM, VAN Loon LJ. Protein ingestion before sleep improves postexercise overnight recovery. *Medicine and Science in Sports and Exercise.* 2012;44(8):1560-9.

Samson DR, Crittenden AN, Mabulla IA, Mabulla AZP, Nunn CL. Chronotype variation drives night-time sentinel-like behaviour in hunter-gatherers. *Proceedings. Biological Science*. 2017;284(1858):pii: 20170967.

Taylor T, Dluhy RG, Williams GH. Beta-endorphin suppresses adrenocorticotropin and cortisol levels in normal human subjects. *The Journal of Clinical Endocrinolgy and Metabolism.* 1983;57(3):592-6.

Sachregister